パッと出してすぐわかる 超音波アトラス 胆膵

北海道大学病院検査・輸血部技師長／
超音波センター副部長
日本超音波医学会認定超音波指導検査士

西田 睦 編著

MEDICAL VIEW

本書では，厳密な指示・副作用・投薬スケジュール等について記載されていますが，これらは変更される可能性があります．本書で言及されている薬品については，製品に添付されている製造者による情報を十分にご参照ください．

Ultrasound Atlas for Gastroenterology, Biliary Tract and Pancreas
(ISBN978-4-7583-1610-1 C3347)

Author : Mutsumi Nishida

2019. 6. 10　1st ed

©MEDICAL VIEW, 2019
Printed and Bound in Japan

Medical View Co., Ltd.
2-30　Ichigayahonmuracho, Shinjyukuku, Tokyo, 162-0845, Japan
E-mail　ed@medicalview.co.jp

序 文

　肝臓・脾臓に引き続き，今回は胆道・膵臓アトラスの発刊です。汎用性が高く，無侵襲で被曝のない超音波検査(US)は，その利点に反して診断能力は被検者の体型や条件に依存するといった欠点があり，特に膵臓や胆管には不向きな場合が多いと認識されてきたと思います。ところが，最近の装置性能の向上もあり，胆道・膵臓であっても鮮明な画像を撮像可能となってきました。

　USは，疑われる疾患の超音波所見がどのようなものか，あらかじめ認識しておかなくては適当な画像を描出しえないことがままあります。本書はA5版のポケットサイズで，疾患の典型的なUS画像をできるだけ大きく表示しました。US所見を箇条書きにして，端的に表すことでわかりやすくしました。CT/MRIなどの他画像診断や病理組織所見はできる限りの症例で，簡単な疾患概念も記載しました。超音波検査士消化器領域の認定試験対策として，または"Point of care US"として，典型画像としてご活用いただき，診断推論に基づいたUS検査を施行していただけると思います。

　胆・膵アトラスにおいても臨床で遭遇する頻度の高い疾患ばかりではなく，まれな症例も盛り込み，造影US画像もシェーマ付きで多く掲載させていただきました。US検査初心者から経験者まで幅広いUS検査経験の皆様に役に立てていただけると思います。

　本アトラスペアが一人でも多くの患者様の診療に役立てて頂けますと嬉しく思います。

2019年5月吉日

西田　睦

謝辞

　本書の執筆にあたり校閲に協力いただいた北海道大学病院超音波センター　スタッフ　岩井孝仁はじめ，日常共に超音波検査を施行している佐藤恵美，工藤悠輔，表原里実，高杉莉佳，坂野稜典，畑瀬理恵，部長　澁谷斉に感謝いたします。

　症例の掲載にあたり，平素よりご指導いただいております北海道大学病院の診療科の諸先生に深く御礼申し上げます。
　　消化器内科
　　病理診断科
　　消化器外科Ⅰ
　　消化器外科Ⅱ

　最後に全体の校正につき，医学的視点からご指導いただきましたJA北海道厚生連札幌厚生病院病理診断科　市原　真　先生に深謝いたします。

CONTENTS

 胆道

1. 正常像

胆嚢 ……… 10
   屈折胆嚢 ……… 11
   胆嚢の生理的収縮 ……… 12
肝門部領域胆管 ……… 13
肝外胆管 ……… 14
   | 肝外胆道系区分 ……… 17
   | 肝外胆管と間違いやすい脈管 ……… 18

2. 胆石・炎症性疾患

胆嚢結石 ……… 20
   | 胆嚢結石の可動性確認 ……… 26
胆嚢壁在結石 ……… 31
総胆管結石 ……… 32
急性胆嚢炎 ……… 36
   | 急性胆嚢炎の診断基準 ……… 42
   気腫性胆嚢炎 ……… 43
黄色肉芽腫性胆嚢炎 ……… 46
IgG4関連胆嚢炎 ……… 51
IgG4関連硬化性胆管炎 ……… 56
   | IgG4関連疾患包括診断基準2011年 ……… 60
   | IgG4関連硬化性胆管炎臨床診断基準2012年 ……… 61

3. ポリープ，腫瘍性病変など

胆嚢ポリープ ……… 62
   胆嚢コレステロールポリープ ……… 64
   線維性ポリープ ……… 66

胆嚢腺筋腫症 ··· 69
　│胆嚢腺筋腫症の分類 ·· 71
胆道癌 ·· 72
　　胆嚢腺扁平上皮癌 ··· 74
閉塞性黄疸 ··· 78
　│ショットガンサイン ·· 80
　│パラレルチャネルサイン ·· 81
肝門部領域胆管癌 ·· 82
早期胆管癌（T1b） ··· 91

4. 先天奇形，その他
膵胆管合流異常 ··· 95
多隔壁胆嚢 ·· 102
胆嚢位置異常 横位胆嚢 ··· 103
胆道閉鎖 ··· 104

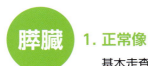

1. 正常像

基本走査と断面像 ··········· 108
- 解剖模式図 ··········· 109
- 膵臓の区分 ··········· 114

WirsungとSantorini管 ··········· 115
- 膵頭部内のWirsung管とSantorini管 ··········· 115
- 背側膵と腹側膵 ··········· 116
- 発生・発達過程 ··········· 117

2. 炎症性疾患

急性膵炎 ··········· 118
- 急性膵炎の診断基準 ··········· 121

膵仮性嚢胞 ··········· 126

慢性膵炎 ··········· 134
- 慢性膵炎臨床診断基準 ··········· 136
- 特徴的な画像所見 ··········· 137
- 慢性膵炎準確診 ··········· 144
- 早期慢性膵炎 ··········· 146
- 早期慢性膵炎の画像所見 ··········· 148

自己免疫性膵炎 ··········· 149
- 自己免疫性膵炎臨床診断基準2018 ··········· 151

3. 腫瘍性病変

漿液性嚢胞腺腫 ··········· 164
- 漿液性嚢胞腺腫の亜分類 ··········· 169

粘液性嚢胞腫瘍 ··········· 175

膵管内乳頭粘液性腫瘍 ··········· 181
- 悪性の疑診所見 ··········· 182

| 悪性の確診所見 ································ 182
　　混合型膵管内乳頭粘液性腫瘍 ······················ 185
　　主膵管型膵管内乳頭粘液性腫瘍 ···················· 192
　　主膵管型膵管内乳頭粘液性腺癌 ···················· 194
浸潤性膵管癌 ·· 198
| 浸潤性膵管癌の分類 ································ 199
　　鉤部 ·· 204
　　脾静脈浸潤 ·· 208
　　動脈浸潤, 周囲神経叢浸潤 ························ 209
　　上腸間膜動脈神経叢浸潤 ·························· 210
　　退形成癌 ·· 212
腺房細胞癌 ·· 217
神経内分泌腫瘍 ·· 222
充実性偽乳頭状腫瘍 ······································ 234
膵悪性リンパ腫 ·· 242
転移性膵腫瘍 ·· 246
膵内副脾(類表皮嚢胞) ···································· 254

4. 先天奇形, その他

輪状膵 ··· 258
膵動静脈奇形 ··· 260

略語一覧 ··· 264
索引 ··· 265

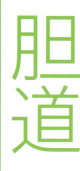

胆道

1 正常像
胆嚢
- 屈折胆嚢
- 胆嚢の生理的収縮
肝門部領域胆管
肝外胆管

2 胆石・炎症性疾患
胆嚢結石
胆嚢壁在結石
総胆管結石
急性胆嚢炎
- 気腫性胆嚢炎
黄色肉芽腫性胆嚢炎
IgG4関連胆嚢炎
IgG4関連硬化性胆管炎

3 ポリープ，腫瘤性病変など
胆嚢ポリープ
- 胆嚢コレステロールポリープ
- 線維性ポリープ
胆嚢腺筋腫症
胆嚢癌
- 胆嚢腺扁平上皮癌
閉塞性黄疸
肝門部領域胆管癌
早期胆管癌

4 先天奇形，その他
膵胆管合流異常
多隔壁胆嚢
胆嚢位置異常 横位胆嚢
胆道閉鎖

胆道

1. 正常像

胆嚢 ──────── Gallbladder

> **US正常像**
> - 西洋梨型の袋状臓器で，内腔は胆汁を反映して無エコーに描出される
> - 長径は60〜80mm程度，短径は20〜30mm程度である

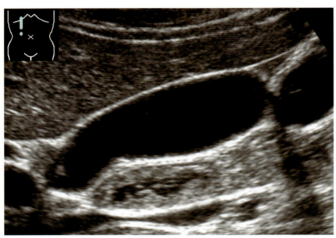

胆嚢はほぼ右鎖骨中線上の肝下面，肝右葉と左葉の境界部の胆嚢窩に位置する。囊状臓器で頸部，体部，底部に区分される。体部の1/3は結合織で肝に付着し，残りは肝とともに腹膜で覆われている。

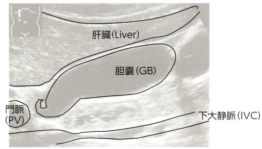

US point

右鎖骨中線上に縦走査で肝門部，胆嚢床へアプローチすることにより長軸像の描出を試みる。横隔膜を下垂させることによって胆嚢を肋弓下に押し出す深吸気での描出率が高い。頸部の観察はアーチファクトを避けることができるため，肋間からのアプローチが鮮明な場合が多い。描出しづらい場合には積極的に左側臥位になってもらう。多方向からアプローチを試みることで見落としを防ぎ，アーチファクトを避けることができる。

屈折胆嚢 ― Folded gallbladder

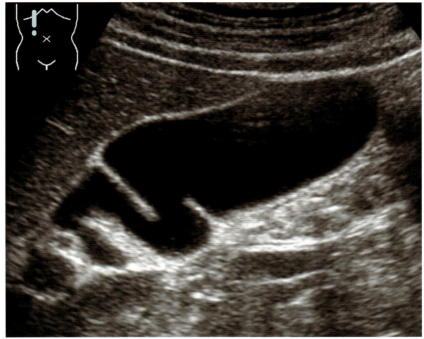

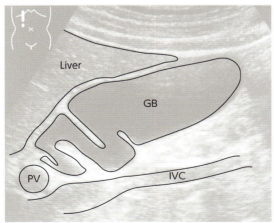

胆嚢の位置や形態には個人差があり、屈折した形態の胆嚢もある。屈折した形態の胆嚢は正常の1/5程度にみられ、機能的には正常である。

胆道 — 胆嚢の生理的収縮
Physiological contraction of the gallbladder

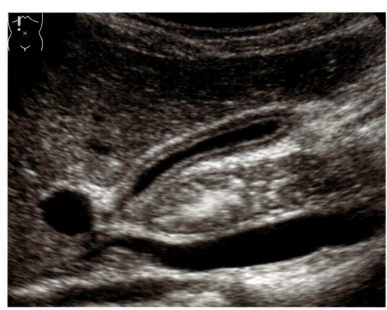

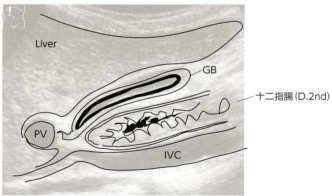

胆嚢長軸像
食後1時間。摂食後は，胆汁を十二指腸に排出するため，胆嚢は縮小し，内部の胆汁貯留は少なく，虚脱のため，壁は厚くなる。病的所見ではない。

肝門部領域胆管 ―― Perihilar bile duct

US所見
- 門脈腹側に並走する無エコーな管腔構造として描出される
- 正常の内径は3mm以下である

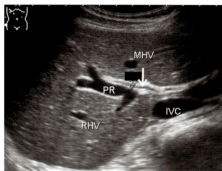
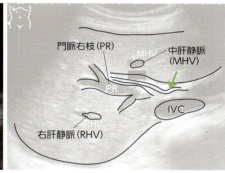

a

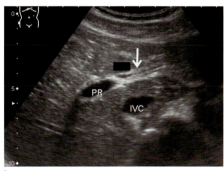
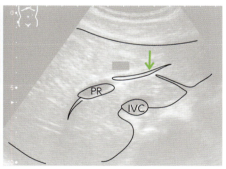

b

肝門部領域胆管短軸像
右肝管(一次分枝)(a),左肝管(一次分枝)(b)。

肝外胆管 ──── Extrahepatic bile duct

US所見

- 門脈腹側の無エコーな管腔構造として描出される
- 正常の内径は6mm以下である

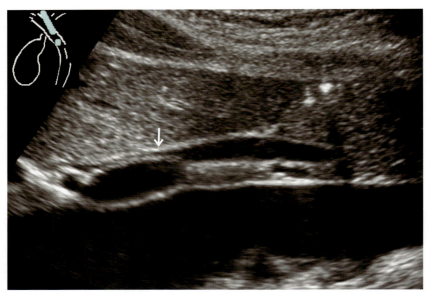

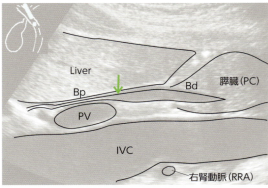

a 肝門部領域胆管長軸像（矢印）

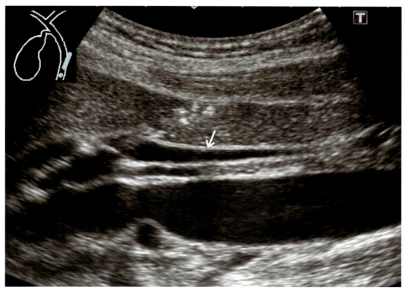

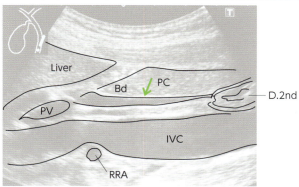

b 遠位(膵内)胆管長軸像(矢印)

胆道

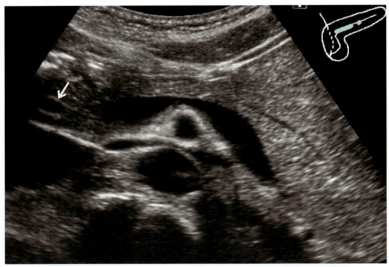

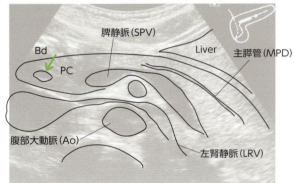

c　遠位胆管短軸像
膵頭部内やや背側に膵内胆管の短軸像が同定できる（矢印）。

US point

- 肝門部領域胆管は門脈の腹側に描出されるが，それより下部は門脈から離れ，右下方向に向かい，下大静脈と伴走する。そのため，肝門部胆管から遠位胆管を追跡する際には逆「く」の字走査が必要となる。胆管と周辺血管との鑑別にはカラードプラを用いると，胆管内には血流信号はみられないため，容易に区別される。
- 高齢者や胆摘後では病的状態ではなくとも10mm程度の場合もあるため，拡張の判断の際には注意を要する。

肝外胆道系の区分

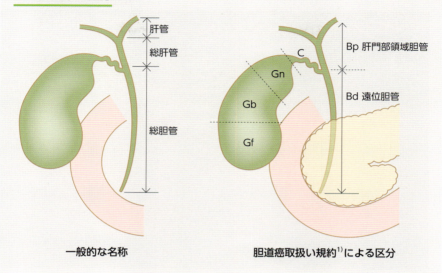

一般的な名称　　　　胆道癌取扱い規約[1]による区分

- 胆道とは肝細胞から分泌された胆汁が十二指腸に流出するまでの全排泄経路を指し，胆嚢と胆管が含まれる。
- 胆管は肝で生成された胆汁を十二指腸へ流出させるための管で，肝内胆管から左右の胆管，総胆管を経て三管合流部で胆嚢管と合流し，総胆管となる。
- 一般的な名称と胆道癌取扱い規約による区分とはやや異なる。
- 肝外胆道系は肝外胆管，胆嚢，乳頭部に区分する[1]。
- 肝外胆管は肝門部領域 (perihilar) 胆管 (Bp)，遠位 (distal) 胆管 (Bd) に区分する。BpとBdの境界は胆嚢管合流部で判断する[1]。
- Bpの肝側左側は門脈臍部の右縁から，右側は門脈前後枝の分岐点の左縁までの範囲を指す。

参考文献
1) 日本肝胆膵外科学会：胆道癌取扱い規約 (第6版). 金原出版, 2013.

胆道

肝外胆管と間違いやすい脈管

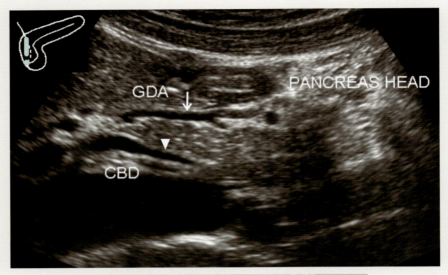

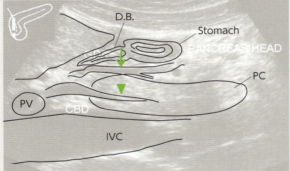

a
胃十二指腸動脈(GDA)の管腔径は肝外胆管とほぼ同等である場合が多く,走行も似ているため間違いやすいので注意する。GDAは膵頭部の前面を走行(矢印)するが,胆管は膵内背側を走行(矢頭)する。

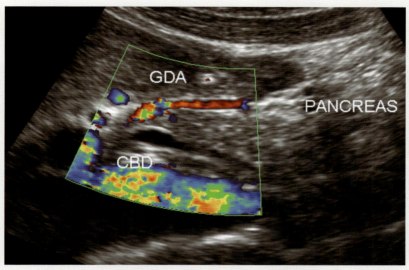

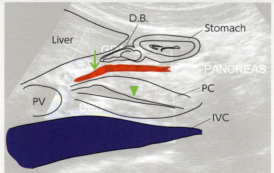

b　カラードプラ
GDA内に血流信号を認めるが，胆管内には認めないので容易に区別される。

胆道

2. 胆石・炎症性疾患
胆嚢結石① ──Gallbladder stone

US所見

- 音響陰影を伴う強い高エコー
- 体位変換などで可動性を認める

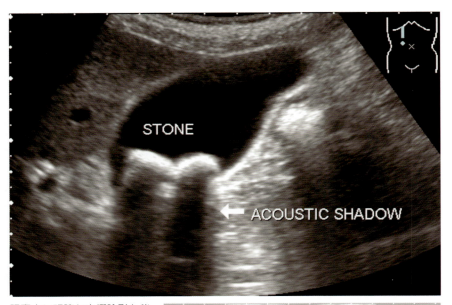

胆嚢内に明瞭な音響陰影を伴った幅の狭い弧状のstrong echoを認める（矢印）。混成石を疑う所見である[1]。

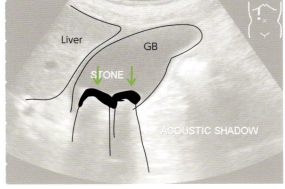

参考文献

1) 土屋幸浩：胆石の超音波分類．土屋幸浩，ほか．胆石症最新の治療法．金原出版，1991，p43-54．

疾患概要

- 脂質異常症，食生活習慣，急激なダイエット，胆嚢機能低下，ならびに腸管機能低下は胆嚢結石形成に関連する因子である。
- コレステロール結石では，古典的には胆汁中のコレステロールの過飽和，結晶化，胆嚢収縮能の低下により形成される。ビリルビンカルシウム石には細菌感染による不溶性ビリルビンカルシウム析出が関与する。黒色石は無菌状態で形成される。溶血性疾患または腸疾患による非抱合型ビリルビンの再吸収増加による。
- 胆嚢癌のリスクファクターであるというエビデンスはないが，胆嚢癌患者で結石の合併は高率であるため，注意して胆嚢壁を観察する必要がある。
- 5年以上の経過観察例での胆嚢癌発生は0.3%程度[1]。
- 原則的に無症状の場合は経過観察とされている[1]。
- 胆嚢壁が十分に評価できる症例では治療を行う必要はないが，USによる年に1回の経過観察が推奨される[1]。
- 一次検査には血液・生化学検査，腹部単純X線検査，USが推奨されている。

参考文献

1) 日本消化器病学会：胆石症診療ガイドライン2016（改訂第2版）．南江堂，2016．

胆道　胆嚢結石② ──────── Gallbladder stone

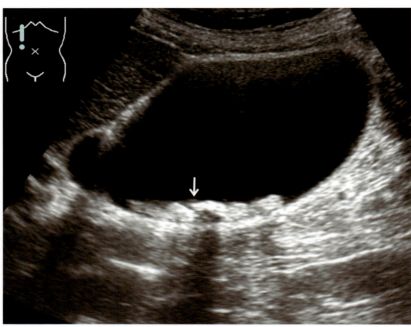

a　長軸像

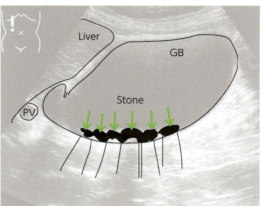

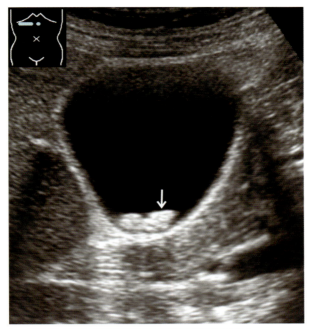

b 短軸像

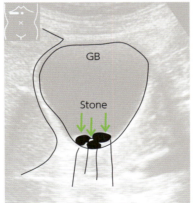

胆嚢内に音響陰影を伴ったstrong echoを認める(a, b：矢印)。

胆道　胆嚢結石③　　　　　　　　　　Gallbladder stone

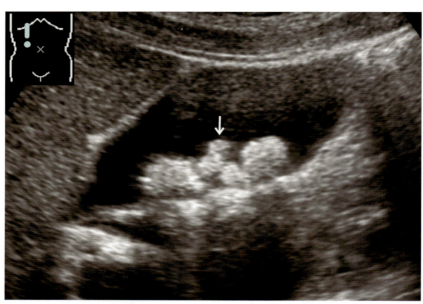

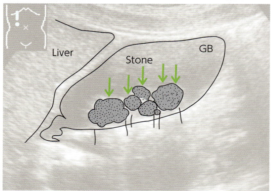

a　仰臥位長軸像
結石の全体像が確認でき，後方の音響陰影は弱い。

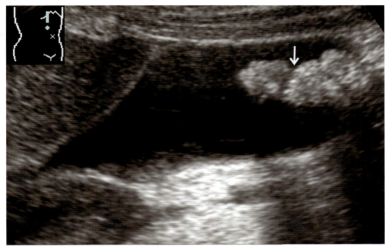

b 左側臥位長軸像
体位変換にて可動性を認める。

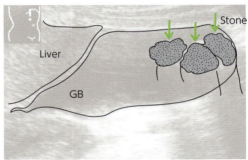

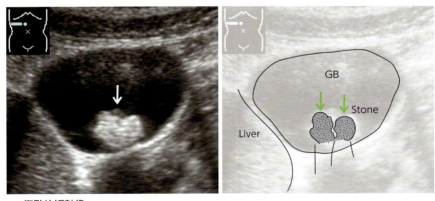

c 仰臥位短軸像

胆道

胆嚢結石の可動性確認

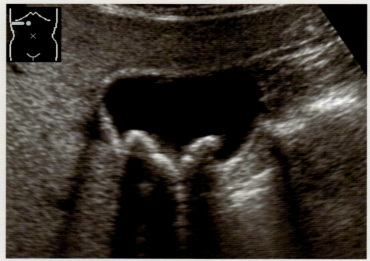

a　仰臥位短軸像

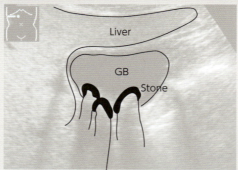

US point

胆石は体位変換により，**重力方向に移動**する。胆石の**可動性**は，**胆嚢短軸走査**で確認すると認識しやすい。

なお，胆石を動かす理由は，可動性を確認して，隆起性病変ではなく胆石である，という**胆石の診断を確実**に行うほかに，胆石の後方の壁に癌を疑う**隆起性病変の有無を確認**することにある。

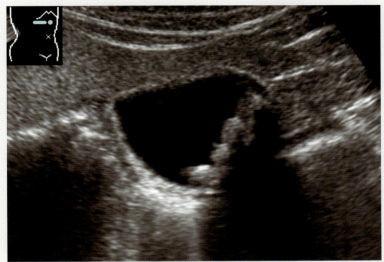

b 左側臥位
短軸像

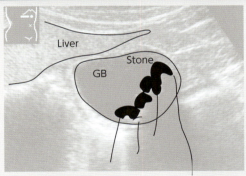

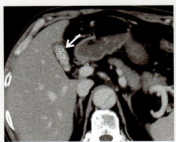

造影CT所見
胆嚢内に石灰化した胆石を多数認める(矢印)。

胆石・炎症性疾患

胆嚢結石

胆道　　胆嚢結石④　　　　　　　　　　Gallbladder stone

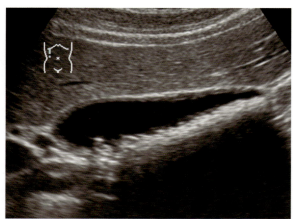

a　仰臥位長軸像

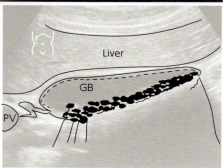

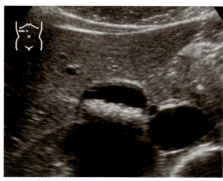
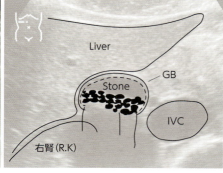

b　仰臥位短軸像

胆嚢内には径5mm以下のacoustic shadowを伴った多数の砂状結石の重力方向への堆積を認める。体位変換で容易に可動性を認める（a ⇒ c，b ⇒ d）。

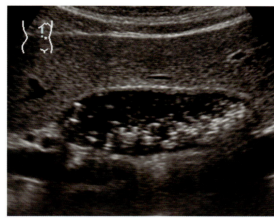

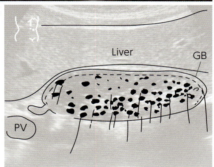

c 左側臥位
　長軸像

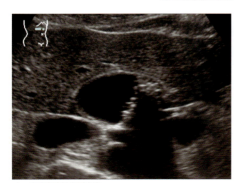

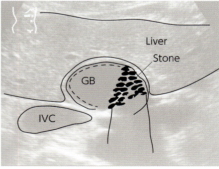

d 左側臥位短軸像

胆嚢結石⑤ — Gallbladder stone

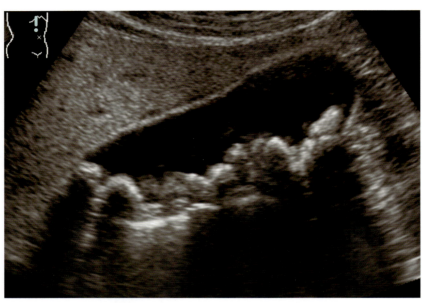

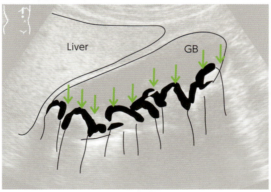

胆嚢内に音響陰影を伴ったstrong echoを認める。結石の前面に幅の狭いstrong echoを認め，後方に明瞭な音響陰影を伴う結石である。

胆嚢壁在結石 —— Inframural stone in GB

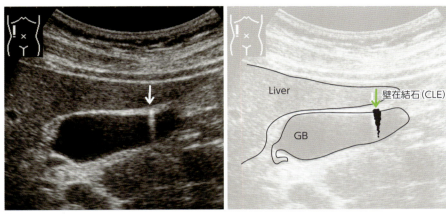

a

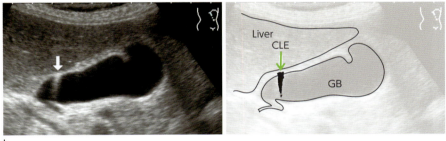

b

GB壁内に高エコーを認め、後方に多重反射を伴っている。コメットサイン（comet like echo：CLE）とよばれる所見である（**a, b**）。

胆道　総胆管結石① ── Common bile duct stone

> **US所見**
> - 胆管内の強いエコー像
> - 音響陰影
> - 上流胆管の拡張

30代女性。一昨日から胃痛，嘔気，嘔吐。

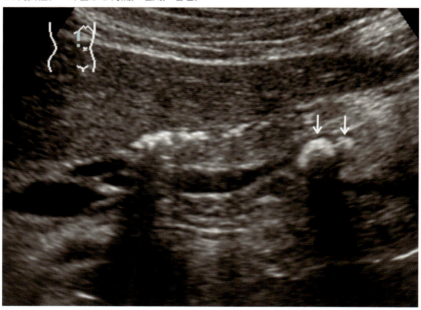

a　総胆管長軸像
p22，23と同一症例である。

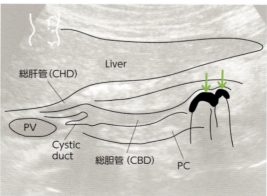

US point

胆管内結石の診断は，必ず長軸（a）と短軸（b）で確認する。再現性の有無，存在診断を確実にするとともに，胆管外のエコー像を結石と誤認しないように注意する。

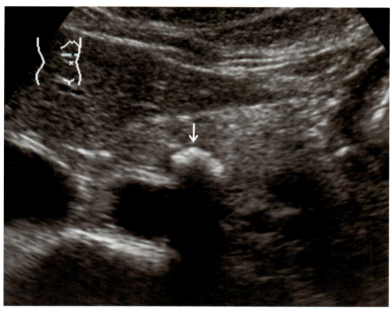

b　総胆管短軸像

総胆管は軽度拡張している。Vater乳頭開口部手前にacoustic shadowを伴ったstrong echoを認め，総胆管結石の所見である。

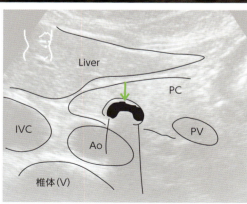

胆道

総胆管結石② ── Common bile duct stone

60代男性。慢性心不全にて経過観察中，感染性心内膜炎を発症した際の採血で肝機能障害を指摘された。経鼻胆道ドレナージ(ENBD)チューブが留置され，減黄された。CT検査にては胆管癌が疑われ精査となった。

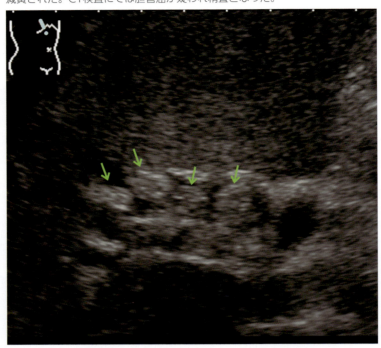

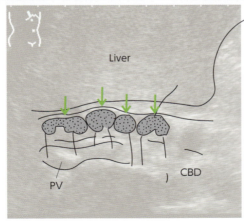

a　肝外胆管長軸像

胆石・炎症性疾患

総胆管結石

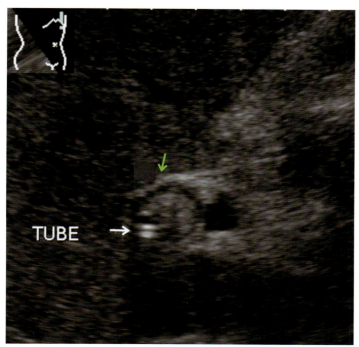

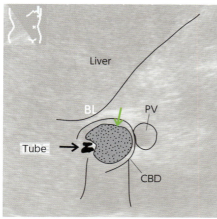

b　肝内胆管短軸像

肝門部胆管内に高エコー像を認める。Acoustic shadowははっきりしないが，胆管内にやや浮いたように存在し，わずかに可動性がみられることから結石を疑う所見である（緑矢印）。胆管内にはチューブが挿入されている（矢印）。

末梢の肝内胆管は拡張していた。観察可能範囲内では隆起性病変や壁肥厚はみられなかった。
造影USではエコー像内部に造影効果はなかった。
肝門板切除，胆管切除術が施行され，悪性所見はなかった。

胆道

急性胆嚢炎① ─── Acute cholecystitis

US所見[1]

- 胆嚢腫大(長径＞8cm，短径＞4cm)
- 壁肥厚＞4mm
- 壁内のsonolucent layer*
- 嵌頓結石，胆泥
- Sonographic Murphy's sign**
- 胆嚢周囲液貯留
- 壁内ドプラによる壁内血流信号亢進[2〜4]

*：不整な多層構造を呈する低エコー帯，**：プローブの胆嚢圧迫による疼痛

USの急性胆嚢炎の感度は50〜88％，特異度は80〜88％である[1]。
上記の所見のほかに，周辺脂肪織への炎症波及を反映したエコーレベルの上昇や胆嚢周囲膿瘍，胆嚢内気腫像，胆嚢内腔の膜様構造，胆嚢壁の断裂像などの所見は重症度診断において着目すべき所見である。

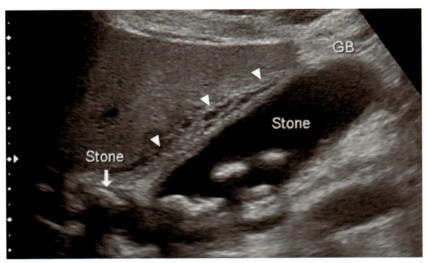

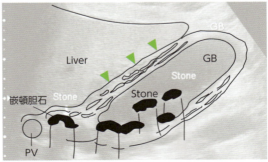

a
胆嚢腫大と壁肥厚を認める。肥厚した壁内に帯状の低エコーが層状(矢頭)にみられている(sonolucent layer)。浮腫性肥厚を呈している。胆嚢内には胆嚢結石を数個認め，頸部内に嵌頓した結石が同定される。結石嵌頓による急性胆嚢炎の所見である。

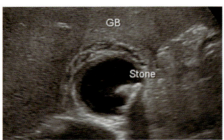 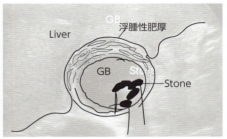

b 短軸像
胆嚢は球形に腫大し、緊満感を認める。主に肝床側に浮腫性肥厚（sonolucent layer）を認める。

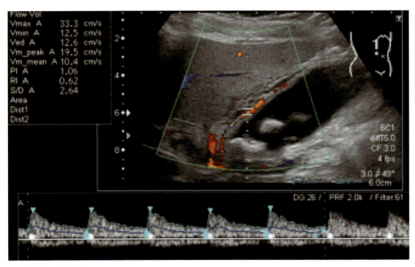

c カラードプラ
壁内の胆嚢動脈の血流信号の亢進所見を認める[2~4]。

参考文献

1) 急性胆管炎・胆嚢炎診療ガイドライン改訂出版委員会（編）：急性胆管炎・胆嚢炎診療ガイドライン 2013（第2版）．医学図書出版株式会社，埼玉，2013．
2) Yokoe M, et al：New diagnostic criteria and severity assessment of acute cholecystitis in revised Tokyo Guidelines. J Hepatobiliary Pancreat Sci 19：578-585, 2012.
3) Soyer P, et al：Color velocity imaging and power Doppler sonography of the gallbladder wall: a new look at sonographic diagnosis of acute cholecystitis. AJR Am J Roentgenol 171：183-188, 1998.
4) 片桐寛之，ほか：胆嚢癌診断における超音波ドプラを用いた壁在胆嚢動脈血流解析の意義．胆道 23：163-173, 2009.

胆道 急性胆嚢炎② ─── Acute cholecystitis

70代男性。右季肋部痛。WBC 20,400/μL，CRP 11.48mg/dL。

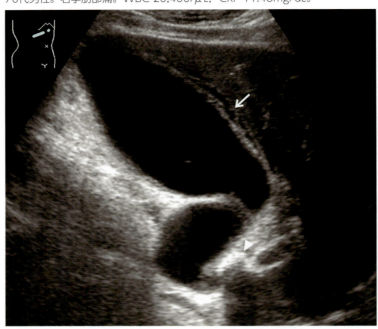

a

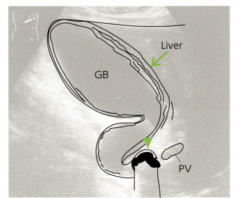

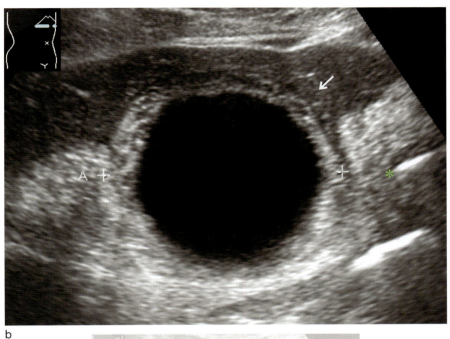

b

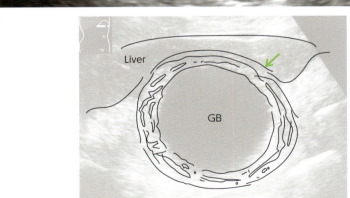

胆嚢は長径106mm（a），短径52mm（b）と腫大を認める。全周性に壁肥厚し，壁内に帯状低エコー（sonolucent layer）を認める（矢印）。Sonographic Murphy's signは陽性であった。胆嚢周囲の脂肪織のエコーレベルは上昇（＊）し，炎症波及を疑う。胆嚢管内には音響陰影を伴った12mm大のstrong echo（矢頭）を認める。結石嵌頓による急性胆嚢炎の所見である。

胆道 急性胆嚢炎③ ─── Acute cholecystitis

WBC 12,100/μL, CRP 18.83mg/dL。3日前からの心窩部痛。急性膵炎の既往から膵炎再燃疑い。

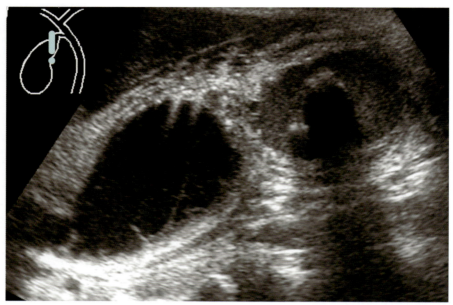

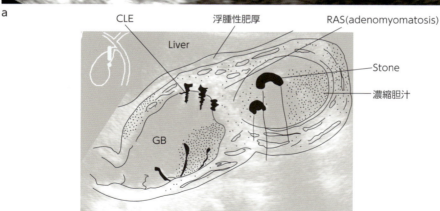

USで同定される胆嚢部位にて圧痛あり，sonographic Murphy's sign陽性。胆汁内には点状エコーを認め，濃縮胆汁を疑う。胆嚢管内部にacoustic shadowを伴ったstrong echoを認め，体位変換にても可動性みられず，結石嵌頓による急性胆嚢炎の所見。
胆嚢屈曲部に限局的な壁肥厚を認め，内部にRokitansky-Aschoff sinus (RAS) とコメットサイン (CLE) を伴っていることから分節型adenomyomatosisの所見も併存して認める。

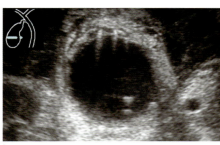
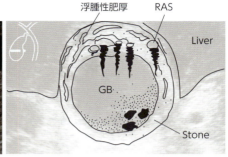

b
短軸像では球形に近い形態で緊満感を認める。胆嚢腫大の有無は短軸像での評価が望ましい。計測値よりも緊満感を重視する。

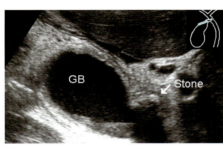
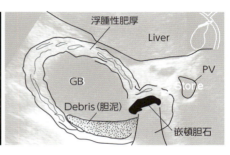

c
胆嚢頸部〜胆嚢管内にacoustic shadowを伴った結石を認め，体位変換にても可動性はみられない。胆嚢周囲，肝下面に液貯留を認める胆石嵌頓の所見である。

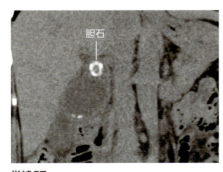

単純CT
胆嚢内に石灰化結石あり。

2カ月後　腹腔鏡下胆嚢摘出

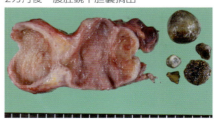

肉眼所見
摘出標本ではひょうたん型の形態で胆嚢腺筋腫症疑い。胆石あり。

組織所見（非掲載）
悪性病変はみられず，腺筋症と黄色肉芽腫性変化を伴った慢性胆嚢炎と診断された。

胆道

急性胆嚢炎の診断基準[1]

A 局所の臨床徴候
① Murphy's sign*，② 右上腹部の腫瘤触知・自発痛・圧痛

B 全身の炎症所見
① 発熱，② CRPの上昇，③ 白血球数の上昇

C 急性胆嚢炎の特徴的画像検査所見

疑診：Aのいずれか＋Bのいずれかを認めるもの
確診：Aのいずれか＋Bのいずれか＋Cを確認

注：ただし急性肝炎やほかの急性腹症，慢性胆嚢炎が除外できるものとする。

＊：Murphy's sign：炎症のある胆嚢を検者の手で触知すると痛みを訴えて呼吸を完全に行えない状態

急性胆管炎，胆嚢炎診療ガイドライン[1]（第2版），医学図書出版，p88より引用

疾患概要

- 胆嚢に生じた炎症性疾患。多くは結石に起因するが，要因は多彩である。
- 90％以上は結石が胆嚢管に嵌頓し閉塞を引き起こすことによって発生する。胆嚢内の胆汁うっ滞が胆嚢粘膜を障害し，引き続いて炎症性メディエーターが活性化することによる。
- 急性無石胆嚢炎は，胆嚢の化学的な障害，細菌，原虫，寄生虫などの感染，膠原病，アレルギー反応など発症に関与する因子はさまざまであるが，主に胆嚢内胆汁うっ滞によるものと，胆嚢壁の血流障害によるものに大別される。
- CT所見では，胆嚢壁肥厚，胆嚢周囲浸出液貯留，胆嚢腫大，胆嚢周囲脂肪織内の線状高吸収域を示す。

参考文献

1) 急性胆管炎・胆嚢炎診療ガイドライン改訂出版委員会：急性胆管炎・胆嚢炎診療ガイドライン2013（第2版），医学図書出版，2013．

急性胆嚢炎
（気腫性胆嚢炎――――――Emphysematous cholecystitis）

90代男性。上腹部痛で依頼。

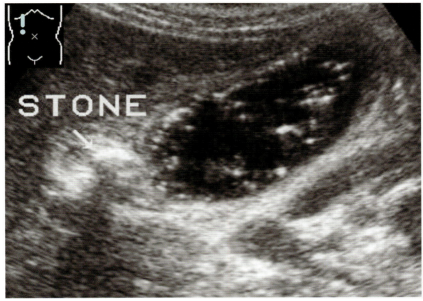

a

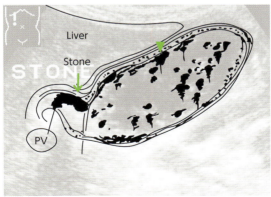

胆嚢腫大，壁肥厚を認める（a，b）。頸部には音響陰影を伴ったstrong echoを認め，結石の嵌頓が疑われる（a：矢印）。胆嚢内に浮遊する多重反射を伴ったエコー像を認め（矢頭）、胆嚢気腫の所見である。

胆道

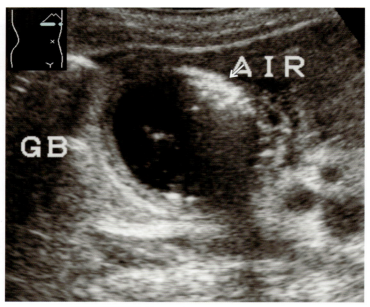

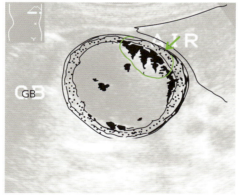

b
底部内には多重反射を伴ったエコー像(矢印、緑囲い)を認め,胆嚢気腫(pneumobilia)の所見である。

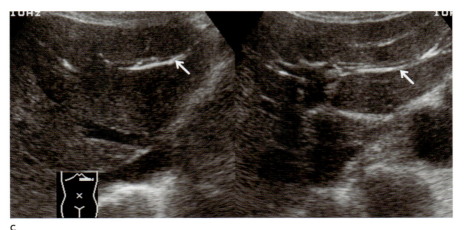

c
肝内胆管にもairを認め，pneumobiliaの所見である（矢印）。

疾患概要

- ガス産生菌（*Clostridium perfringens*など）の感染によって起こる胆嚢炎で，胆嚢内腔にガスを反映する多重エコーがみられる。頻度は少ない。

胆道

黄色肉芽腫性胆囊炎
Xanthogranulomatous cholecystitis (XGC)

US所見

- びまん性・限局性壁肥厚
- 肥厚壁内の高エコー像
- 結石の合併
- RAS*内の液体貯留像や壁内膿瘍
- 肝実質や周囲組織への浸潤様所見
- 経過で所見に変化を認める

US所見ではそのほかに粘膜面は平滑に保たれていることが多く，粘膜は一層の厚い高エコーとして認識されることもある．結石の嵌頓を認める確率が高いため，頚部〜胆嚢管の確認も必ず行う．
*：Rokitansky-Aschoff sinus．胆囊粘膜上皮が筋層または漿膜下層に入り込んだもの．

70代男性．

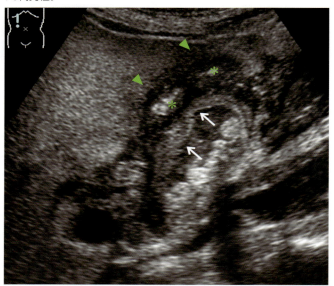

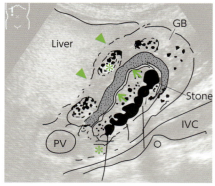

a
胆嚢は全周性に，特に底部で17.9mmと著明に肥厚している．内腔の粘膜は高エコーに認識され，内腔面は比較的平滑に保たれている（矢印）．肥厚は主に固有筋層から漿膜層にみられ，エコーレベルは低下している．肝床側の肥厚した壁内に高輝度エコーを認める（*）．肝床側では肝実質との境界は不明瞭化し，浸潤様所見を呈している（矢頭）．内腔には結石と胆泥を認める．

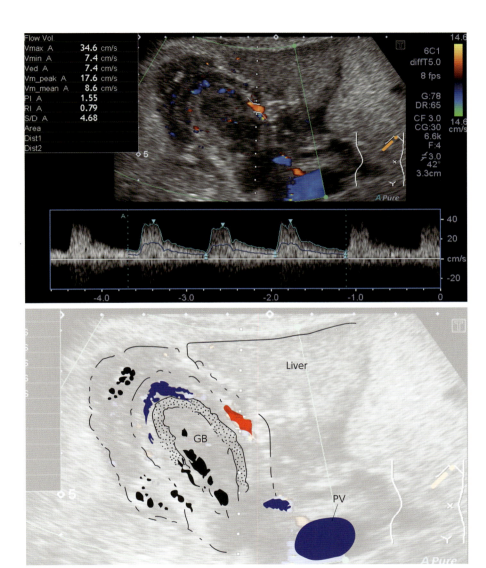

b　カラードプラ
肥厚した壁内には線状の血流信号を認め，FFT波形解析ではV_{max}は34.6cm/秒と高速化していた。

胆道

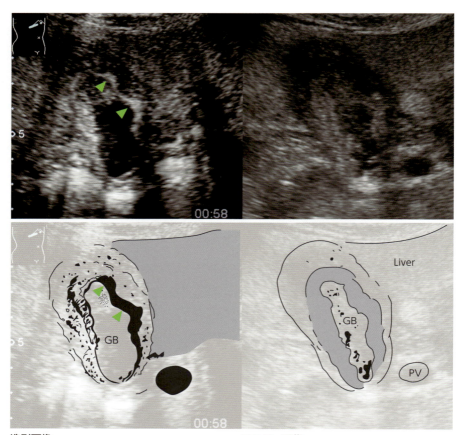

造影画像　　　　　　　　　　モニター画像

造影US
Arterial phaseで壁内の造影効果は比較的強く，びまん性にみられていた。粘膜層の造影効果はlate phaseにても強く遷延していた（矢頭）。粘膜面はスムースである。

黄色肉芽腫性胆嚢炎

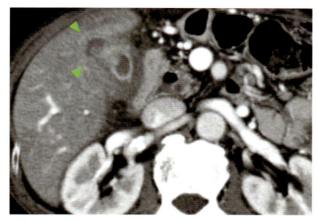

造影CT
胆嚢体部〜底部にかけて壁肥厚を認め、腫瘤を形成している。腫瘤は胆嚢床周囲の肝実質に嵌入し、実質との境界不明瞭になっている（矢頭）。

拡大胆嚢摘出術施行

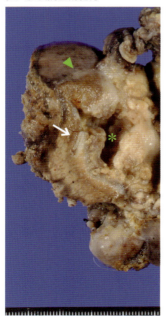

肉眼所見
胆嚢内腔は狭小化（＊）、壁は白色調に帯びた部分が肥厚（矢印）し、一部肝内に浸潤（矢頭）。

組織所見（非掲載）
胆嚢壁全体にわたり、高度な好中球の浸潤と線維化、細胆管の増生、泡沫組織球浸潤を伴う肉芽腫性炎症を認め、黄色肉芽腫性胆嚢炎の所見であった。

胆道

疾患概要

- やや男性に多い傾向にあり，年齢は30〜80代までと幅広い年齢層で発生する．
- 胆嚢内に胆汁色素を含む組織球（Xanthoma cell）を主体とした肉芽腫を形成する比較的まれな胆嚢炎の1亜型である．結石の胆嚢頸部への嵌頓による胆嚢内圧の上昇により，胆嚢粘膜の損傷やRokitansky-Aschoff sinus（RAS）の破綻が起こり，胆嚢壁内に侵入した胆汁成分を組織球（マクロファージ）が貪食し，胆汁に由来する脂質や色素を含む泡沫状のXanthoma cellを主体とした肉芽腫性炎症が起きるとされている[1]．
- 初期に胆嚢炎の症状を訴えることが多く，ときに周囲臓器にまで炎症性浸潤を伴い進展することがある．
- 胆嚢癌との鑑別が困難な場合が多く，診断，治療に難渋することが多い．
- ほとんどが結石合併例で，合併率は85〜98%である．胆嚢癌合併率については6.8〜15%[2〜4]と報告されている．
- CT所見は，漿膜下層を中心とする壁肥厚像で，粘膜層の連続性が保たれている点が特徴とされている．32例のXGCのうち27例（84%）に粘膜層の連続性保持が認められたのに対して，胆嚢癌21例中では4例（19%）のみに認められたとしている[5]．これはXGCでは，漿膜下層に存在するRASに内圧が加わり破綻することに起因し，第一層である粘膜層は保持されることが多いためとされている[6]．

参考文献

1) 豊川秀吉，ほか：黄色肉芽腫性胆嚢炎の診断と治療．胆道23：649-653，2009．
2) Kwon AH, et al：Surgical proce- dures and histopathologic findings for patients with xantogranulomatous cholecystitis. J Am Coll Surg 199：204-210, 2004.
3) Yang T, et al：Surgical treat- ment of xantogranulomatous cholecystitis：experi- ence in 33 cases. Hepatobiliary Pancreat Dis Int 6: 504-508, 2007.
4) 柴田　高，ほか：臨床病型からみた xantogranulomatous cholecystitis．日臨外医会誌 54：2009-2013，1993．
5) Uchiyama K, et al：Xanthogranu- lomatous cholecystitis：the use of preoperative CT findings to differentiate it from gallbladder carci- noma. J Hepatobiliary Pancreat Surg 16：333-338, 2009.
6) 遠藤　格，ほか：黄色肉芽腫性胆嚢炎の診断と治療戦略．胆道27：712-719，2013．

IgG4関連胆嚢炎 ——————— IgG4-related cholecystitis

50代男性。体重減少，脂肪性下痢を主訴に前医受診。 T-bil 1.5mg/dL，AST 48 U/L，ALT 74 U/L，血清 IgG4 238 mg/dL, IgG 1,052 mg/dLと上昇。

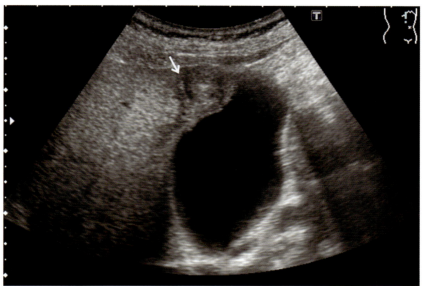

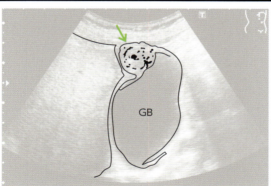

a
胆嚢底部に限局的な壁肥厚を認める (矢印)。

胆道

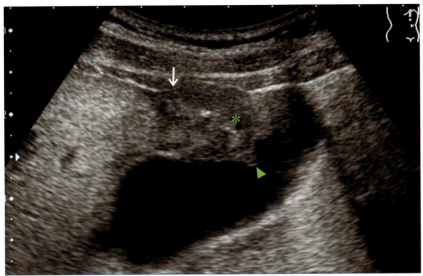

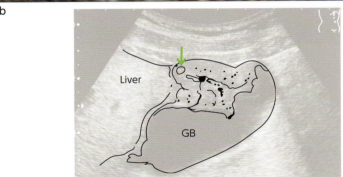
b

底部の限局的肥厚部のエコーレベルは低下し，中心部に内腔を疑う線状の高エコーを認める（b：*）。壁内にはRASを疑う小cystic像（b，c：矢印）を伴っており，石灰化を疑う高輝度スポットも伴っている。この部分については胆嚢腺筋腫症底部限局型として矛盾しない。この肥厚部から連続して内腔に乳頭状に隆起する病変を認め，腫瘍性病変が疑われる（b：矢頭）。

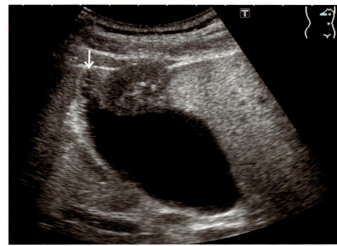

c

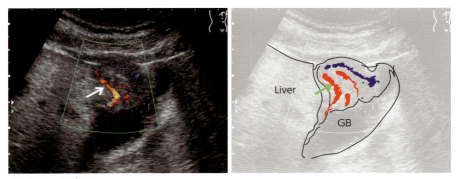

d　カラードプラ
辺縁に線状の血流信号を認める(矢印)。

胆道

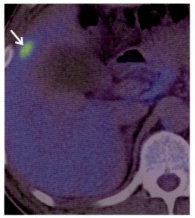

PET CT
胆嚢底部に一致してSUV$_{max}$3.9の集積を認める(矢印)。

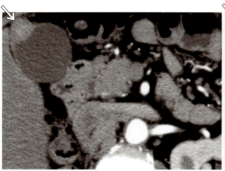

a 動脈相　　　　　　　　　　b 門脈相

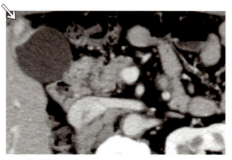

c 遅延相

Dynamic CT
胆嚢底部に23×21mm大の結節状を呈する造影効果を認める(矢印)。腺筋腫症疑い。

胆嚢肝床部分切除検体

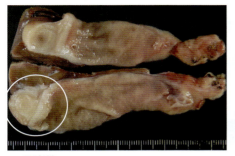

a　固定前

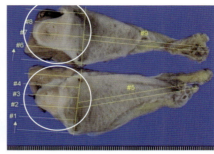

b　固定後

肉眼所見
胆嚢底部に13×12mm大の境界明瞭な褐色調腫瘤性病変を認め，中心部は陥凹し，腔を形成している（白囲い）。

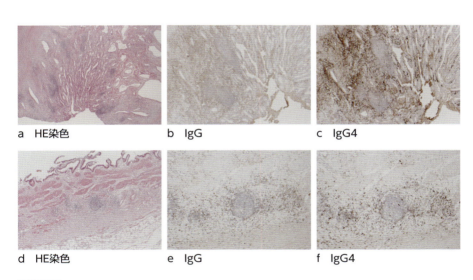

a　HE染色　　　　　　　　b　IgG　　　　　　　　c　IgG4

d　HE染色　　　　　　　　e　IgG　　　　　　　　f　IgG4

組織所見
底部の腫瘤性病変はRASの拡張，増生とその周囲の平滑筋線維，膠原線維の増加からなる（**a：HE染色**）。内腔側への上皮の過形成がやや目立つものの底部限局型のadenomyomatosisとして矛盾しない所見である（**底部：b：IgG染色，c：IgG4染色**）。本病変とともに底部から体部にかけて胆嚢壁は線維性に肥厚し，リンパ濾胞の形成を伴い，形質細胞，好酸球を主体とする炎症細胞浸潤，閉塞性静脈炎が確認される（**底部：d**）。免疫学的染色でIgG4/IgGは約75%（**体部，e：IgG染色，f：IgG4染色**）でIgG4関連胆嚢炎と診断された。

胆道

IgG4関連硬化性胆管炎
IgG4-related sclerosing cholangitis

US所見

- 胆管壁の全周性びまん性肥厚，肝内部では腫瘤状にみえる
- 比較的範囲の長い狭窄
- 末梢胆管の拡張，遠位領域胆管の狭窄

60代女性。肝機能障害精査。IgG 4,310mg/dL, IgG4 410mg/dL。

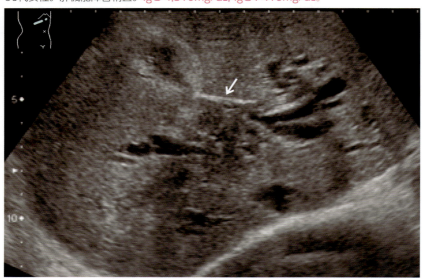

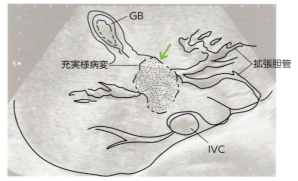

a
肝内〜肝門部胆管の拡張を認め，肝門部に胆管壁の肥厚を疑う充実様病変がみられている（矢印）。

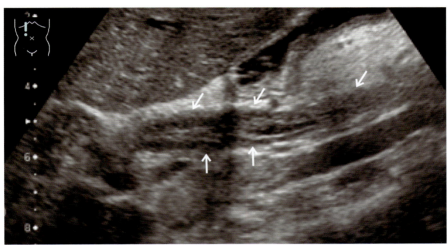

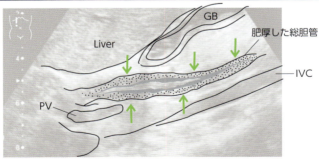

b
肝外胆管のびまん性肥厚を認める。肥厚した胆管壁の内腔との境界は高エコーでスムースに保たれている(矢印)。

胆道

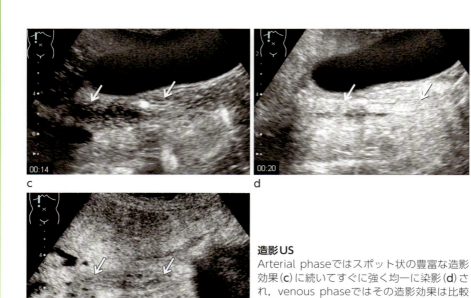

c d

e

造影US
Arterial phaseではスポット状の豊富な造影効果(c)に続いてすぐに強く均一に染影(d)され，venous phaseではその造影効果は比較的遷延している(e)。
胆管癌との鑑別に造影USが有用な場合もある。

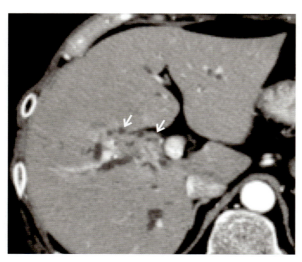

造影CT
両葉の胆管拡張を認める。肝門部領域(矢印)～遠位胆管の壁肥厚と内腔の狭小化を認める。

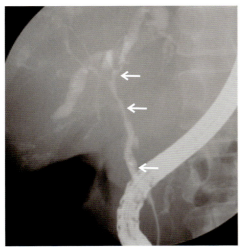

内視鏡的逆行性胆道膵管造影(Endoscopic retrograde cholangiopancreatography：ERCP)

肝外胆管から肝内胆管に至るまで胆管壁の不整像を認める。内視鏡的逆行性膵管造影(ERP)では膵管に有意な所見なし。

胆管生検

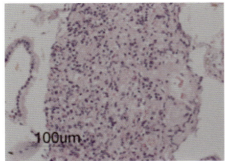
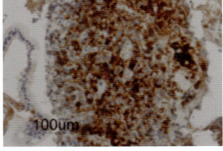

a　HE染色×400　　　　　　　　b　IgG4×400

組織所見

胆管上皮には明らかな異型なし(a)。間質には好中球も目立つが，リンパ球や形質細胞主体の炎症細胞浸潤が著明にみられ，IgG4関連疾患として矛盾せず。IgG4免疫染色ではIgG4陽性形質細胞は著明であり，IgG4関連疾患を示唆する所見(b)。IgG4関連唾液腺炎，自己免疫性膵炎を合併していた。

胆道

IgG4関連疾患の疾患概要

- 自己免疫性膵炎を代表とするIgG4関連疾患（IgG4-related disease）は，21世紀に入ってわが国から新たに提唱された疾患概念で，唾液腺，胆管，腎臓など多臓器に線維化を伴ったIgG4陽性形質細胞，リンパ球の浸潤をもたらす全身性疾患である[1,2]。
- 臨床的にはIgG4関連唾液腺炎，後腹膜線維症，自己免疫性膵炎，原発性硬化性胆管炎類似の胆管病変などを呈する。
- 中年の男性に多い。
- 検査所見ではIgG4上昇，白血球増多やCRP，ESR上昇，高IgE血症，好酸球増多。
- 頻度は10万人に0.28〜1.08人程度。
- 臓器特異的診断基準がある。
  - 自己免疫性膵炎診断基準（2006年）
  - IgG4関連Mikulicz病診断基準（2008年）
  - IgG4関連腎臓病（2011年）

IgG4関連疾患包括診断基準 2011年[1]

1) 臨床的に単一または複数臓器に特徴的なびまん性あるいは限局性腫大，腫瘤，結節，肥厚性病変を認める。
2) 血液学的に高IgG4血症（>135mg/dL）を認める。
3) 病理組織学的に以下の2つを認める。
   ①組織所見：著明なリンパ球，形質細胞の浸潤と線維化を認める。
   ②IgG4陽性形質細胞浸潤：IgG4/IgG陽性細胞比40％以上，かつIgG4陽性形質細胞10/HPFを超える。
- 確診（Definite）：1) 2) 3) を満たす，準確診（Probable）：1) 3) を満たす，疑診（Possible）：1) 2) を満たす。

IgG4関連硬化性胆管炎の疾患概要

- 血中IgG4値の上昇，病変所見の線維化と，IgG4陽性形質細胞の浸潤がみられる原因不明の硬化性胆管炎。
- IgG4関連疾患として知られる以前から，非典型的な原発性硬化性胆管炎（PSC）といわれていた。
- IgG4関連疾患の概念の確立によって，原発性硬化性胆管炎との鑑別が整理された。
- 自己免疫性膵炎を高率に合併。合併しない症例は10％以下とまれであるが存在する。
- IgG4関連疾患のなかでの合併頻度は4割程度。
- 高齢男性に好発し，閉塞性黄疸を発症することが多い[3]。
- ステロイド治療に良好に反応。
- 胆管癌，膵癌，PSCとの鑑別が重要となる。

IgG4関連硬化性胆管炎臨床診断基準2012[2,4]

1) 胆道画像検査にて肝内・肝外胆管にびまん性，あるいは限局性の特徴的な狭窄像と壁肥厚を伴う硬化性病変を認める。
2) 血液学的に高IgG4血症（135mg/dL以上）を認める。
3) 自己免疫性膵炎，IgG4関連涙腺・唾液腺炎，IgG4関連後腹膜線維症のいずれかの合併を認める。
4) 胆管壁に以下の病理組織学的所見を認める。
   ①高度なリンパ球，形質細胞の浸潤と線維化
   ②強拡1視野あたり10個を超えるIgG4陽性形質細胞浸潤
   ③花筵状線維化（storiform fibrosis）
   ④閉塞性静脈炎（obliterative phlebitis）

参考文献

1) Uemura H, et al：A novel clinical entity, IgG-related disease（IgG4RD）：general concept and details. Mod Rheumatol 22：1-14, 2012.
2) 川 茂幸：IgG4関連疾患．信州医誌 60：193-200, 2012.
3) 中沢貴宏，ほか：IgG4関連硬化性胆管炎の診断と治療．胆道 24：569-578, 2010.
4) IgG4関連硬化性胆管炎臨床診断基準2012. 胆道 26：59-63, 2012.

3. ポリープ，腫瘍性病変など
胆嚢ポリープ —— Gallbladder polyp

US所見

- 桑実状の高エコー像
- 壁から遊離したエコー像
- 有茎性
- 可動性なし（ゆらぎあり）

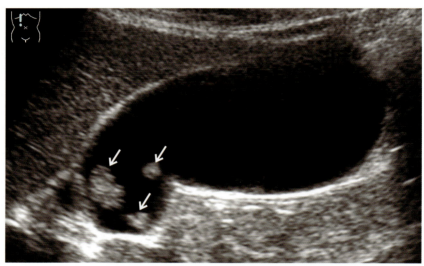

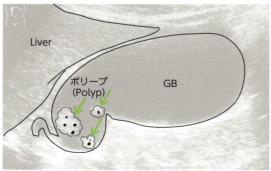

胆嚢頸部に壁から遊離したエコー像を認める（矢印）。桑実状の形態で内部に高輝度スポットを伴っている。コレステロールポリープを疑う。

US point

- 内部に高輝度スポットを伴っている場合が多い。
- サイズが10mm以上，亜有茎性，ポリープ付着部周囲粘膜に壁肥厚がみられる場合は腫瘍性のポリープの可能性があり，注意する。過形成，腺腫などとの鑑別は困難な場合が多い。

疾患概要

- 胆嚢の内腔にできる粘膜の盛り上がりを胆嚢ポリープという。
- 腫瘍性と非腫瘍性のポリープがあり，腫瘍性のものは胆嚢内腔の粘膜が増殖してできたもので，腺腫と癌がある。
- 非腫瘍性のものはコレステロールポリープや過形成ポリープ，炎症性ポリープなどがある。
- ポリープの径が10mm以上，単発，年齢60歳以上，広基性，増大傾向を認める場合には癌の可能性が高いと報告されている[1～6]。
- 10mm以上，かつ増大傾向を認める場合，または大きさにかかわらず広基性病変では胆嚢癌の頻度が高く，胆嚢摘出の適応となる[7]。

参考文献

1) Chijiiwa K, et al：Polypoid lesion of the gallbladder：indications of carcinoma and outcome after surgery for malignant polypoid lesion. Int Surg 79：106-109, 1994.
2) Kubota K, et al：How should polypoid lesions of the gallbladder be treated in the era of laparoscopic cholecystectomy? Surgery 117：481-487, 1995.
3) Park JK, et al：Management strategies for gallbladder polyps: Is it possible to predict malignant gallbladder polyps? Gut and Liver 2：88-94, 2008.
4) Kwon W, et al：linicopathologic features of polypoid lesions of the gallbladder and risk factors of gallbladder cancer. J Korean Med Sci 24：481-487, 2009.
5) Corwin MT, et al：Incidentally detected gallbladder polyps: Is follow-up necessary? -Long-term clinical and US analysis of 346 patients. Radiology 258：277-282, 2011.
6) Cha BH, et al：Pre-operative factors that can predict neoplastic polypoid lesions of the gallbladder. World J Gastroenterol 17：2216-2222, 2011.
7) 日本癌治療学会：胆道がん診療ガイドライン．医学図書出版，2014.

胆嚢コレステロールポリープ
Cholesterol polyp

胆道

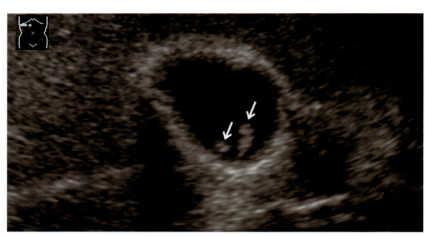

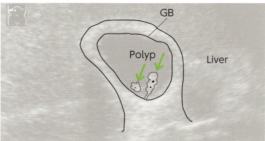

胆嚢短軸像
有茎性の高エコー像。リアルタイムの観察でゆらぎを認める。多発している。

摘出標本

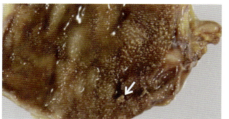

肉眼所見
有茎性の桑実状の隆起性病変を認める（矢印）。

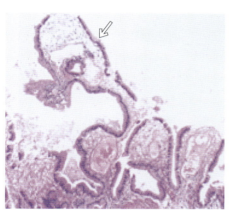

組織所見（HE染色弱拡大）
粘膜固有層にコレステロールエステルを貪食した組織球（泡沫細胞）が集簇し，ポリープ状に成長している（矢印）。

疾患概要

- コレステロールポリープは胆汁中のコレステロール成分が粘膜に沈着してできる。症状はない。

参考文献

1) 鬼島 宏，ほか：胆嚢隆起性病変の病理学．消化器科 17：99, 1992.

胆道

線維性ポリープ —————————— Fibrous polyp

60代男性。検診で胆嚢腫瘤を指摘されコレステロールポリープおよびコレステローシスの診断で1年ごとの経過観察を行っていた。

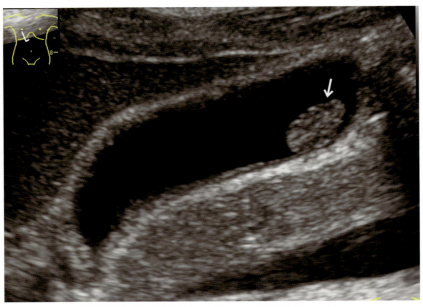

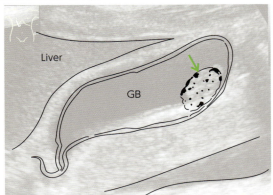

a
胆嚢底部に有茎性の隆起性病変を認める(矢印)。サイズは前回より増大し，15mm。リアルタイムの観察ではゆらぎがみられる。胆嚢壁はびまん性に軽度肥厚し，コレステローシスが疑われた。

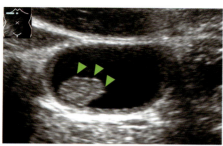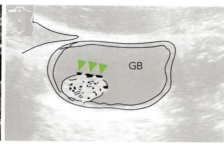

b 胆嚢短軸像

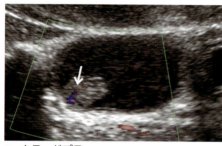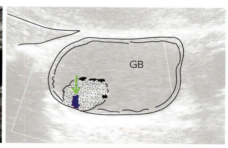

c カラードプラ

約1年前。ポリープサイズは12mmで境界部には線状高エコーを認める(**b**：矢頭)。Advanced dynamic flowでは茎に一致して線状の血流信号を認める(**c**：矢印)。

増大傾向であり，外科的切除となった。
腹腔鏡下胆嚢摘出検体

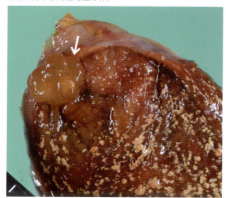

肉眼所見
肝床と対側で長軸に切開されている。胆嚢底部に淡黄色調で非常に微細な線維性茎をもつ有茎性ポリープを認める(矢印)。背景の胆嚢粘膜には散在性にコレステローシスを認める。

組織所見(非掲載)
異型に乏しい胆嚢固有上皮に被覆された結節性病変で，粘膜固有層は泡沫細胞が散在性に数個の集簇を形成しているが，大部分は粘膜浮腫状の間質により構成されている。線維性ポリープと診断された。泡沫細胞浸潤の少ないコレステロールポリープからの移行が考えられた。

胆道

疾患概要
- WHO分類2010に記載はないが，本症例のような特徴的な肉眼像を有する．
- コレステロールポリープの泡沫組織球浸潤が乏しいものや，いわゆる炎症性ポリープにおける炎症細胞消退後の病変と考えられている．
- 病理学的特徴は，表面は正常胆嚢壁と同様に円柱上皮で覆われ，間質は浮腫状で，結合織や膠原線維により構成されていて，リンパ球浸潤と細血管やリンパ管の増生を認めるとされており，これらのうちで間質に線維化が目立つものとされている．

参考文献
1) 森島大雅，ほか：胆嚢癌を否定できなかった胆嚢線維性ポリープの1例．胆道 26：712-719，2012．
2) 奈賀卓司，ほか：胆嚢線維性ポリープの1例．胆と膵 23：497-500，2002．

胆嚢腺筋腫症① — Adenomyomatosis (ADM) of the gallbladder

US所見

- 胆嚢壁の限局性・びまん性肥厚
- 肥厚壁内の小嚢胞（RAS）
- 肥厚壁内の石灰化
- 限局型，分節型，びまん型に分類される

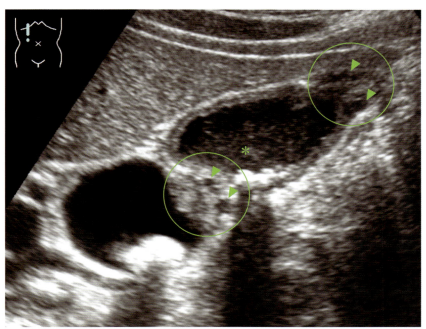

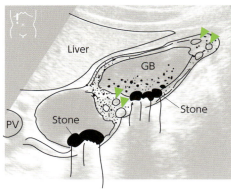

胆嚢体部屈曲部から底部にかけてびまん性の壁肥厚を認める。屈曲部と底部は限局的に肥厚し（緑囲い），内部にRASを疑う小嚢胞構造（矢頭）を伴っている。胆嚢腺筋腫症分節型＋底部限局型を疑う所見である。

胆嚢内には音響陰影を伴ったstrong echoを認め，結石の所見である。体部の結石周辺にはもやもやとしたエコー像を認め，濃縮胆汁を疑う（＊）。

胆嚢腺筋腫症② — ADM of the gallbladder

60代男性。

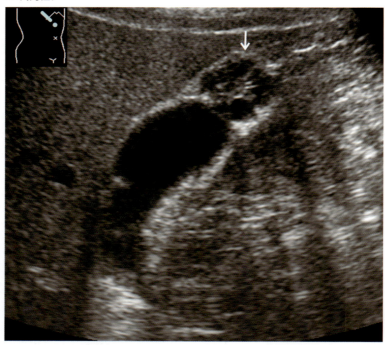

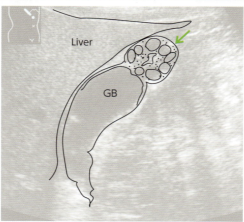

底部に限局的な壁肥厚を認め，内部の辺縁に境界明瞭な小囊胞構造を認める(矢印)。
底部限局型の胆嚢腺筋腫症の所見である。

疾患概要

- 1960年にJutras[1]によりRASの増殖とそれに伴う胆嚢壁の肥厚を引き起こす病態として報告された。胆嚢壁内のRASの増殖と胆嚢粘膜上皮および筋組織の過形成により胆嚢壁が肥厚し、壁内の嚢胞性変化、上皮の増殖を特徴とする疾患。
- 胆嚢は組織学的には粘膜筋板がなく、胆嚢粘膜上皮、固有筋板、筋層、筋周囲層、漿膜からなる[2]。胆嚢壁1cm以内にRASが5個以上存在し、その部位の壁が3mm異常に肥厚したものと定義される[3,4]。図のように3つに分類され、底部限局型が最も多く次いで分節型の順である[3,4]。
- 40～60代の男性に多い[2]。一般に無症状で経過して特有の症状はないことが多く、USなどで偶然発見され、胆嚢内や胆嚢壁に結石を伴い胆嚢炎を発症すると、右上腹部の違和感や痛み、吐き気、腹部膨満感などを伴うことがある。
- 胆嚢癌との鑑別が問題となる。胆嚢腺筋腫症は特徴的な胆嚢壁の肥厚形態と内部のRASが診断根拠となる。腹部USで発見されることが多い。確定診断は超音波内視鏡（EUS）とMRIでなされる[2]。

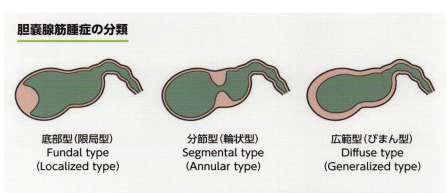

壁肥厚の形態により、限局型、分節型、びまん型に分類される。分節型が最も多く、次いで、底部限局型、びまん型の順でみられる。

参考文献

1) Ootani T, et al：Relationship between gallbladder carcinoma and the segmental type of adenomyomatosis of the gallbladder. Cancer 69：2647-2652, 1992.
2) 金　俊文, ほか：胆嚢腺筋腫症合併胆嚢癌の特徴. 胆道 28：633-640, 2014.
3) 杉浦信之, ほか：胆嚢腺筋腫症と胆嚢癌小病変　鑑別の限界と対策. 胆と膵 23：311-316, 2002.
4) 生天目信之, ほか：胆嚢腺筋腫症と胆嚢癌との関連. 胆道 22：181-185, 2008.

胆道　胆嚢癌　　　　　　　　　　　　　　　　　　　　Gallbladder cancer

US所見

- 胆嚢内不整隆起性病変，胆嚢壁不整肥厚
- 胆嚢結石の合併

80代女性。

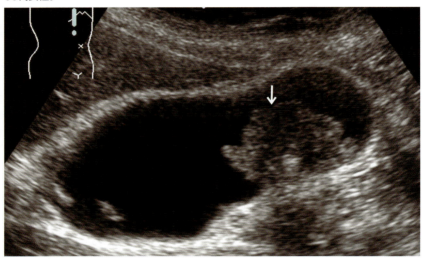

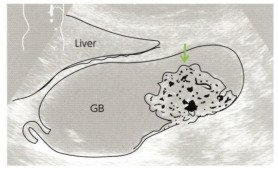

胆嚢底部に広基性の乳頭状の隆起性病変を認める(矢印)。内部はやや不均一で高輝度な領域を伴っている。乳頭型の胆嚢癌を疑う所見である。

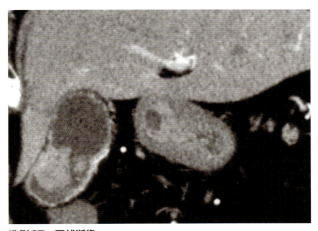

造影CT　冠状断像
胆嚢底部に不整な壁肥厚を認める(矢印)。胆嚢癌を疑う。

全層胆嚢摘出術施行予定であったが，術中大動脈周囲リンパ節転移があり，中止となった。

疾患概要

- 胆嚢，胆嚢管に発生する癌。
- 60代以上の高齢女性に多い。
- 危険因子に胆嚢結石，膵胆管合流異常(胆管非拡張型)がある。胆嚢癌では50〜75%で結石を合併すると報告されている[1〜3]。
- 右上腹部痛，黄疸，腹部腫瘤などが主な症状だが初期には症状に乏しい。
- 胆嚢癌は肉眼的に乳頭型，結節型，平坦型，充満型，塊状型，そのほかに分類される[4]。

参考文献
1) 松崎靖治, ほか：胆石症と胆嚢癌. 胆と膵 8：1525-1529, 1987.
2) 乾 和郎, ほか：胆石併存胆嚢癌の術前診断の可能性. 胆と膵 10：1547-1552, 1989.
3) 鬼島 宏, ほか：早期胆嚢癌の病理. 中澤三郎, ほか. 早期胆嚢癌. 医学書院, 1990, p23-28.
4) 日本肝胆膵外科学会：胆道癌取扱い規約(第6版). 金原出版, 東京, 2013, p22.

胆道

胆嚢腺扁平上皮癌 —— Adenosquamous carcinoma

US所見

- 特異的な所見はない
- 胆嚢床部に充実性の腫瘍を認め，速い増殖速度を反映した壊死や出血を疑う所見がみられれば，腺扁平上皮癌を疑う根拠となる

50代男性。

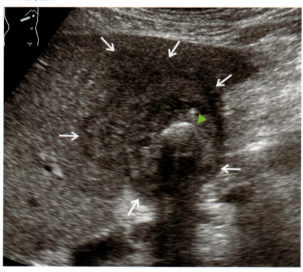

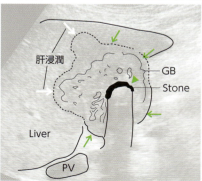

胆嚢内腔に胆汁の貯留はみられず，充実性病変が充満している(矢印)。頸～体部内腔にacoustic shadowを伴ったstoneを認める(矢頭)。胆嚢から肝実質に不整に突出する境界がやや不明瞭な低エコー病変を認め，肝浸潤を疑う(破線)。

胆嚢腺扁平上皮癌

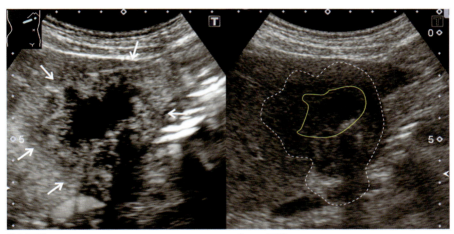

造影画像　　　　　　　　　モニター画像

造影US（積算画像）
胆嚢壁を貫通する線状の血管構築に続いてスポット状の血管構築を認め，その造影効果は遷延している（矢印）。内腔には造影効果がみられない領域を認め，膿瘍や壊死，出血が疑われる（黄色線囲い）。胆嚢から肝実質に連続する浸潤を疑う造影効果不良な病変を認める（破線）。胆嚢癌または黄色肉芽腫性胆嚢炎も鑑別に挙がる所見である。

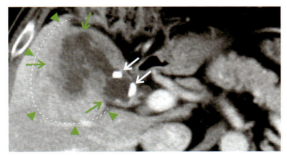

造影CT
胆嚢底部を主座とする境界不明瞭な腫瘤形成を認める（緑矢印）。底部はS4a実質に食い込むようにみられ，腫瘤を形成している（破線）。内腔が確認できる体底部は粘膜側から増強効果があり，肝浸潤部も増強効果を認める（矢頭）。内腔には石灰化結石を認める（白矢印）。

胆道

拡大胆嚢切除術施行

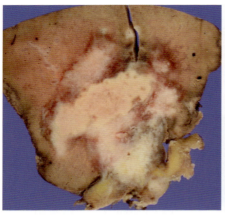
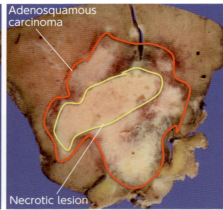

肉眼所見
CT断で摘出標本割面を作成。胆嚢から肝実質に連続する境界不明瞭な充実性病変を認める。灰白色が主体で壊死の黄色部分も認める。

組織所見HE染色

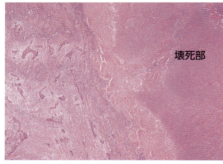
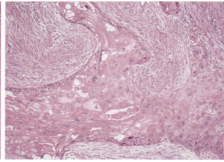

×20
壊死と間質増生を認める。

×100
腫瘍は大小の胞巣や柵状配列を形成し，浸潤増殖している。腫瘍細胞は明瞭で角化，細胞間橋，層状分化を認める。

疾患概要

- 胆嚢癌は大部分が腺癌であり，扁平上皮癌はまれである。腺癌と扁平上皮癌の組織像が同一腫瘍内に並存する腺扁平上皮癌は3.6〜4.2％[1,2]と報告されている。
- 腺扁平上皮癌は腺癌と比べ増大速度が速く，中心壊死をきたしやすい[3,4]。浸潤傾向が強く，予後は不良である[5]。
- 術前診断が困難とされており，術前に診断が可能であったものは13％との報告もある[3]。

参考文献

1) Henson DE, et al：Carcinoma of the gallbladder: Histologic types, stage of disease, grade and survival rates. Cancer 70：1493-1497, 1992.
2) 菅沼正司，ほか：胆嚢扁平上皮癌の1例．胆道9：67-74, 1995.
3) Roa JC, et al：Squamous cell and adenosquamous carcinomas of the gallbladder：clinicopathological analysis of 34 cases identified in 606 carcinomas. Mod Pathol 24：1069-1078, 2011.
4) Charbit A, et al：Relation between the pathological nature and the growth rate of human tumors. Eur J Cancer 7：307 315, 1971.
5) 丸野敦子，ほか：特異な肝浸潤をきたした胆嚢腺扁平上皮癌の1例．胆道 28：213-220, 2014.

胆道

閉塞性黄疸 ──────── Obstructive jandice

US所見

● 肝内・外胆管の拡張

● USで末梢の拡張胆管が同定されれば，閉塞性黄疸の診断根拠となる。

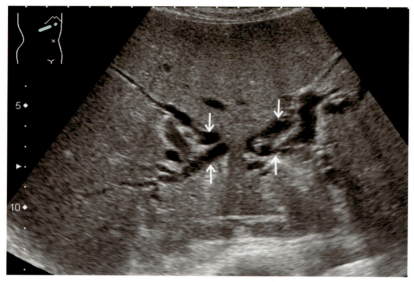

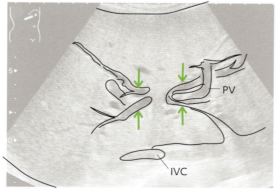

a
門脈に伴走する肝門部〜末梢胆管の拡張を認める。

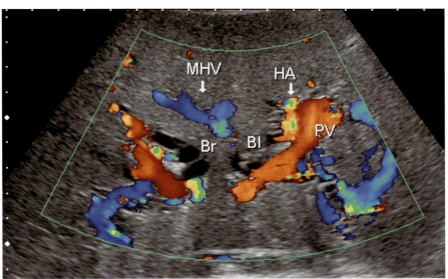

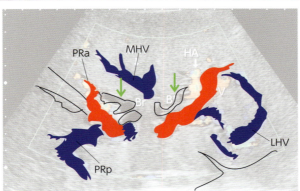

b　カラードプラ
拡張胆管内には血流信号を認めないので容易に拡張胆管を同定可能となる。

胆道

疾患概要
- 肝内外の胆管が種々の原因により狭窄または閉塞し，胆汁の排泄障害により黄疸をきたす状態。
- 黄疸は成因によって下記のように分類される。
  1) **肝前性黄疸**：溶血性黄疸（遺伝性球状赤血球症，胎児赤芽球症など）
  2) **肝性黄疸** ：肝内胆汁うっ滞（原発性胆汁性肝硬変），肝細胞障害性（伝染性単核球症，急性肝炎など）
  3) **肝後性黄疸**：閉塞性黄疸（総胆管結石，胆管癌，膵頭部癌，悪性腫瘍の肝門部リンパ節転移，膵炎，Vater乳頭部癌など）
- 黄疸が閉塞性か非閉塞性かの鑑別診断にUSが有用で，拡張した肝内胆管が認められれば閉塞性黄疸となる。
- 閉塞性の場合には，拡張胆管を十二指腸方向へ追跡し，閉塞部位を同定し，その原因を検索する。
- 治療は閉塞性であれば経皮的・内視鏡的ドレナージが必要となり，非閉塞性であれば保存的治療（重症例では血液浄化療法，肝移植など）が選択される。

ショットガンサイン（Shotgun sign）

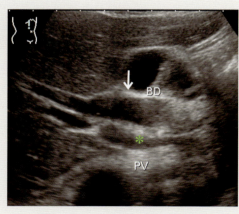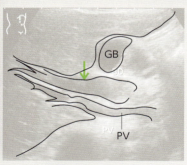

閉塞性黄疸において，門脈本幹とそれと同等あるいはそれ以上に拡張した肝外胆管が平行して走行し，あたかも二連銃（shotgun）様の像を呈する所見。
門脈腹側（＊）に拡張した胆管（矢印）が同定される。

パラレルチャネルサイン(Parallel channel sign)

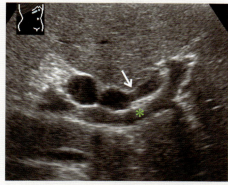
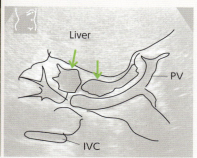

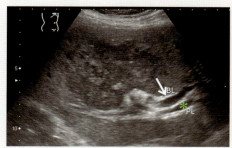
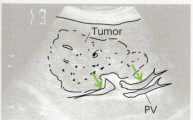

→:胆管, ＊:門脈

肝内門脈枝と，その腹側にこれと同等に拡張した同名胆管枝とが平行して走行する所見。胆道閉塞ないし狭窄に基づく肝内胆管拡張を示唆する[1]。閉塞性黄疸の診断根拠となる重要な所見である。

門脈腹側に門脈と同等に拡張した胆管が同定される(**a**)。

肝門部の境界不明瞭な腫瘍により肝門部胆管が拡張し，パラレルチャネルサインを呈している(**b**)。

参考文献
1) 日本超音波医学会HP：超音波医学に関する用語・診断基準.

胆道

肝門部領域胆管癌① (結節浸潤型)
Bile duct cancer

US所見

- 胆管壁の肥厚または腫瘤像
- 上流胆管の拡張

60代男性。人間ドックで施行したUSにて右葉の肝内胆管拡張を指摘され，肝門部胆管癌疑いとなり，術前精査。

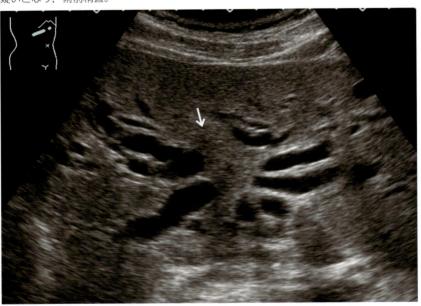

a

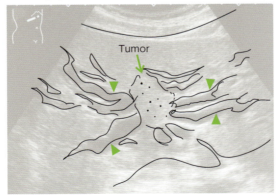

USにて肝内胆管の中等度〜高度拡張を認める（矢頭），B8で10mm（a）。両葉の拡張程度に差はみられない。拡張した肝内胆管は肝門部にて途絶しており，同部位に肝実質と等エコーの26mm大の充実性病変を認める（a：矢印）。腫瘍を疑う所見である。腫瘍は肝門部領域に限局しており，Bd領域への進展はみられない。腫瘍の漿膜面は不整で漿膜浸潤を疑う。Tumorの進展を疑う壁肥厚は右肝動脈（RHA）交差部上縁までで，肥厚の足側にRHA（緑矢頭）が近接して走行している。境界エコーは保たれており，内腔の狭窄もみられないことから直接浸潤所見はない（b）。左肝動脈に浸潤所見はみられなかった。

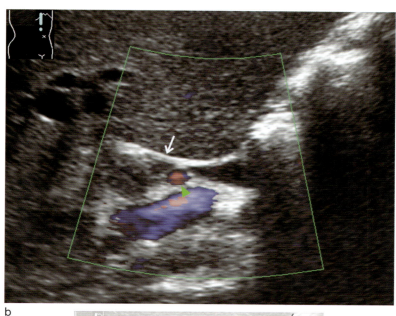

b

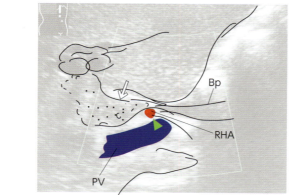

胆道

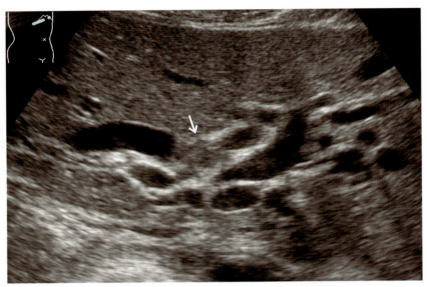

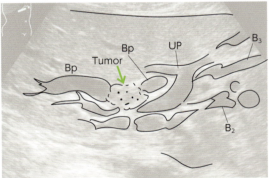

c
肝門部に充実性のエコー像を認め(矢印), 肝門部領域胆管(Bp)左枝と右枝は同部位で途絶している。

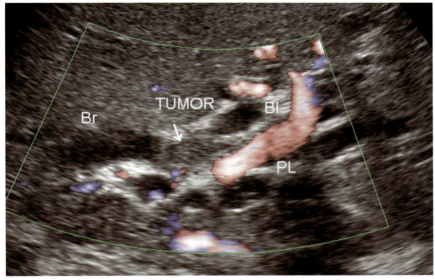
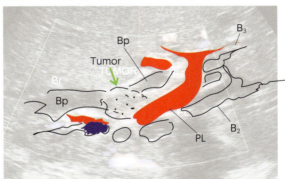

d　カラードプラ（ADF）
拡張胆管内部に血流信号はみられないため，胆管と脈管の認識が容易となる。腫瘍（矢印）を示す。

胆道

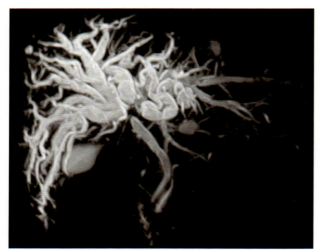

MRCP
肝門部胆管の走行が不明瞭であり，指摘されている癌による所見。肝内胆管はびまん性に拡張している。

肝右葉尾状葉肝外胆管切除検体

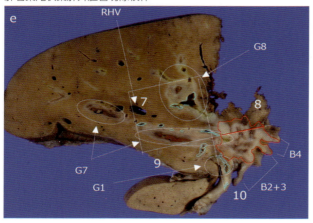

肉眼所見
肝門部胆管を中心に全周性の結節浸潤型の肥厚を認める（腺癌は赤色，非腫瘍性上皮を水色で示している）。

組織所見（非掲載）
腫瘍は線維性間質とリンパ球主体の炎症細胞浸潤を背景に小腺管状，一部孤立散在性に増殖しており結節浸潤型の肝門部胆管癌と診断された。

疾患概要

- 胆管癌は胆管上皮から発生する悪性腫瘍で，その発生した領域により，肝内胆管癌，肝門部領域胆管癌，遠位胆管癌に分類される。癌取扱い規約では，胆管癌，胆囊癌，乳頭部癌を合わせて胆道癌とし，肝内胆管癌は原発性肝癌として扱われる。
- 肉眼的に乳頭型，結節型，平坦型に分類される。
- 症状には黄疸，腹痛，体重減少，発熱，食欲不振，全身倦怠感，Courvoisier徴候（三管合流部以下の悪性腫瘍による閉塞でみられる無痛性胆囊腫大）がある。
- 胆管拡張型の膵胆管合流異常や原発性硬化性胆管炎が発癌の危険因子とされている。

肝門部領域胆管癌②　　　　　　　　　　　　　　　　Bile duct cancer

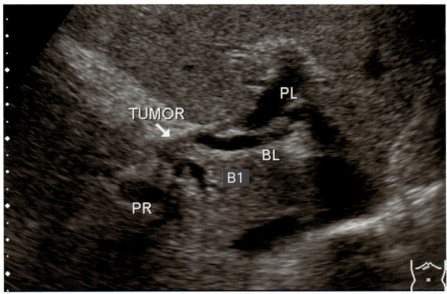

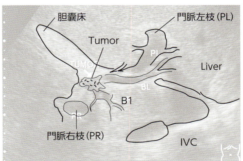

肝門部領域胆管の壁肥厚と内腔の狭窄を認める（矢印）。狭窄部より末梢側の胆管の拡張を認める。

胆道

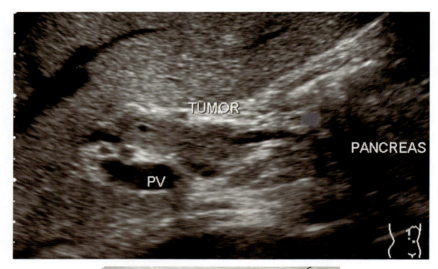

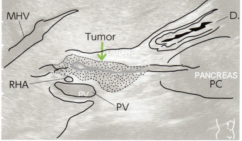

肝門部領域胆管の壁肥厚を認め，内腔は不整に狭窄している。漿膜側の境界は不明瞭で浸潤を疑う。

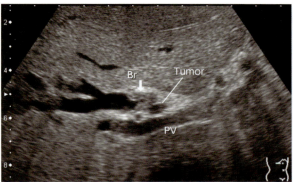

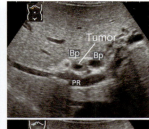

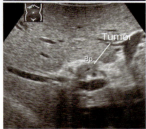

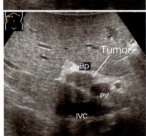

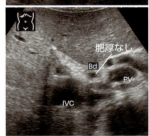

壁肥厚は右側胆管優位にみられており，右肝管根部（前区域枝，後区域枝分岐部手前）までの進展，左枝に肥厚はみられない。

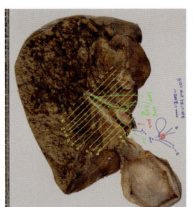

固定後摘出標本像
胆管癌の進展範囲はUSと一致していた。

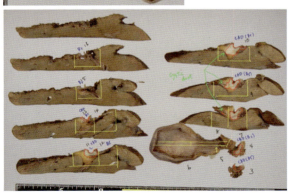

肝門部領域胆管癌③ ─ Bile duct cancer

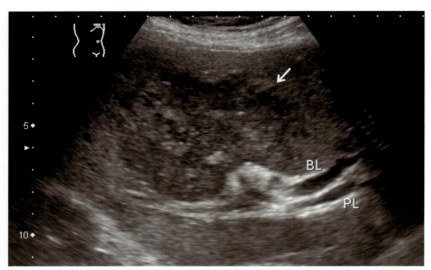

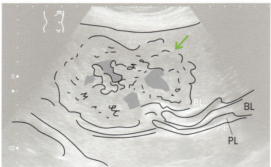

肝門部に境界やや不明瞭，輪郭不整な低エコー結節を認める（矢印）。内部のエコー性状は不均一で高輝度スポットも伴っている。肝門部左胆管の拡張を伴っている。

早期胆管癌（T1b） ─── Early bile duct cancer

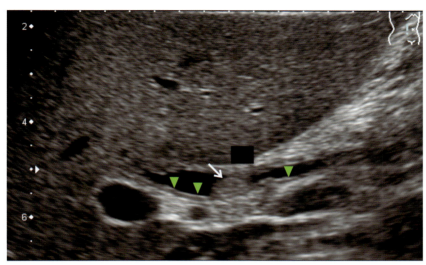

a 胆管長軸像

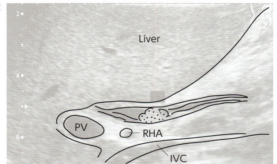

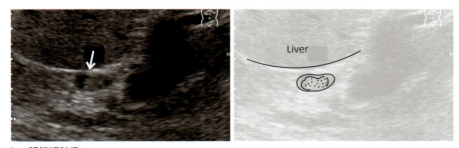

b 胆管短軸像

肝門部〜遠位領域胆管内に乳頭状広基性の9mm大の高エコー隆起性病変を認める（a，b：矢印）。胆管癌を疑う。

胆道

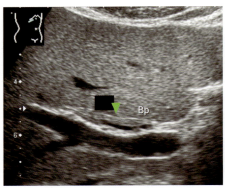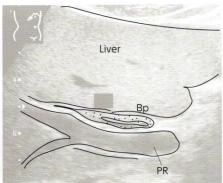

c

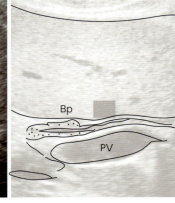

腫瘍の存在する最外層の壁は平滑に保たれており，漿膜外への進展は指摘されない。病変から右肝管側へ連続する軽度の2.5～1.7mmの肥厚を認める（a, c：矢頭）。肥厚は肝管合流部までみられている。表層進展を疑う所見である。

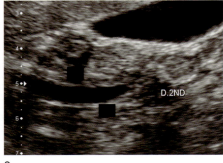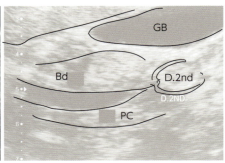

e
膵内胆管には肥厚はみられない。

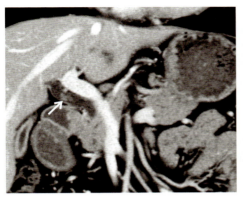

CT（冠状断像）
肝門部～遠位領域胆管内腔に突出する乳頭状の造影効果を認める。胆管腫瘍を疑う。

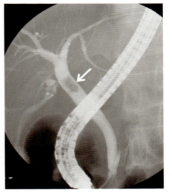

ERCP
腫瘍部に一致して透瞭像を認める。

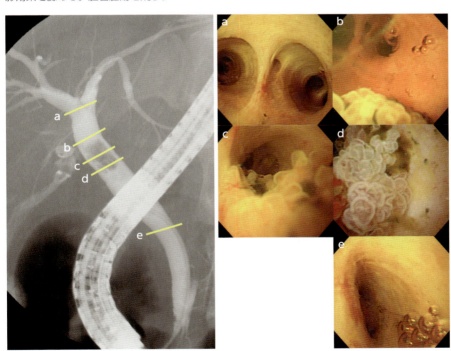

ERCと対比したPOCS
左右胆管合流部には異常所見はみられない（a）。イクラ状の粘膜を認める（b～d），粘膜面の異常はみられない（e）。

胆道

肝外胆管胆嚢切除検体

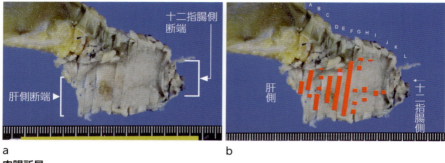

肉眼所見
肝門部領域胆管に1.4cmの乳頭状浸潤型腫瘍を認める（b赤線は腫瘍部）。

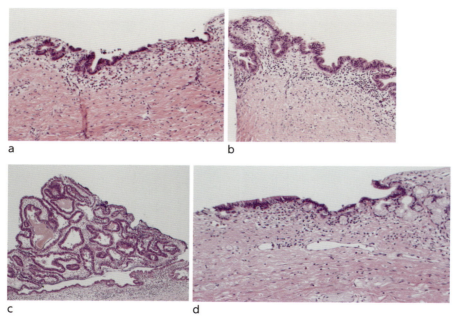

組織所見
腫瘍細胞が管状乳頭状構造をとりながら増生し，乳頭腺癌～高分化管状腺癌の所見で，線維筋層までの浸潤を認める（d）。肝臓側の胆管粘膜内に腫瘍を認め表層進展の所見であった（a～c）。

4. 先天奇形，その他
膵胆管合流異常① ──── Pancreatobiliary maljunction

US 所見

- 十二指腸外壁で総胆管と主胆管が合流。総胆管の嚢腫状拡張または胆管非拡張型では胆嚢壁のびまん性肥厚[1]*
- 胆管非拡張型膵胆管合流異常では胆嚢壁のびまん性肥厚*

＊：内側（粘膜）層が主に肥厚し，表面に細かな凹凸を認める。

60代女性。検診にて胆嚢ポリープを指摘され，精査にて胆嚢壁の肥厚，胆管の拡張あり，膵胆管合流異常疑い。r-GT150U/L前後で推移。

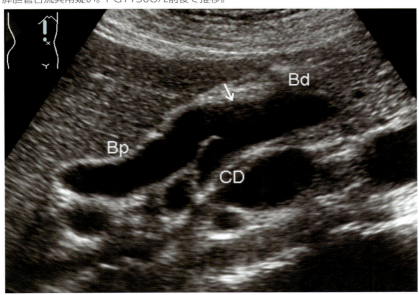

a
総胆管は径8.3mmと軽度拡張している（矢印）。

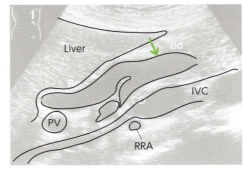

胆道

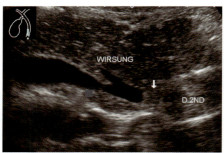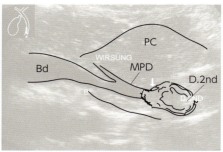

b
Wirsung管は膵内胆管高位に合流し，膵胆管合流異常の所見である。共通管の長さは20mm。径5mm。十二指腸Vater乳頭部直前に高エコー像を認め，Vater乳頭そのものをみているよう (矢印)。

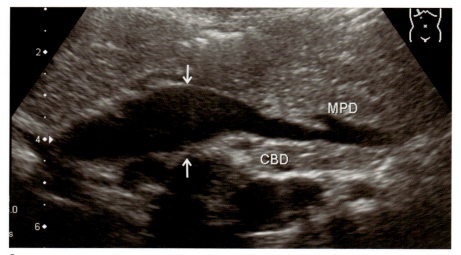

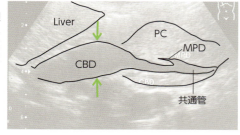

c
十二指腸壁外の膵内でWirsung管と膵内胆管は合流しており，膵胆管合流異常の所見。CBDは胆嚢管合流部周辺にかけて紡錘状に拡張している (矢印)。径14mm。胆管壁に肥厚や隆起なし。

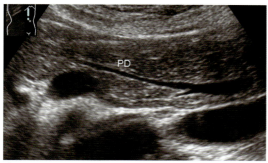
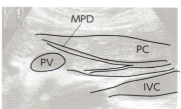

d

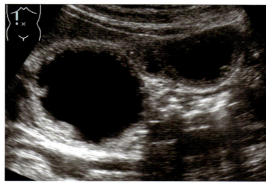
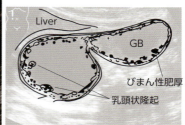

e

共通管の長さは20mm。MPDに拡張はみられない(**d**)。GB壁は2.9〜4mmとびまん性に肥厚。肥厚した粘膜面に乳頭状の病変を多数に認める(**e**)。膵胆管合流異常に伴った過形成性変化疑い。

内視鏡検査にて乳頭部に腫瘍なし。
現在も経過観察中である。

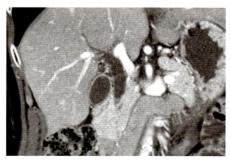

造影CT（冠状断）
膵内で胆管と膵管は合流しており，膵胆管合流異常の所見である。

胆道

疾患概要

- 通常，胆管と膵管は括約筋の作用が及ぶ十二指腸壁内で合流し共通管を形成する。膵胆管合流異常は，解剖学的に膵管と胆管が十二指腸壁外で合流する先天性の奇形で，合流部に括約筋の作用が及ばないため，膵液と胆汁が相互に逆流し，胆管炎，胆石形成，閉塞性黄疸，急性膵炎などのさまざまな病態を引き起こす。胆管拡張を伴うものは先天性胆道拡張症とよばれる[1]。
- 従来，総胆管の限局性拡張のみが注目されていたため，先天性総胆管嚢腫と呼称されていたが，総胆管に紡錘状の拡張やきわめてわずかの拡張を示すにすぎないものもあり，これらを総称して，先天性総胆管拡張症（congenital dilation of the bile duct：CDBD）とよばれる。総胆管を含む胆道系が先天性に拡張した胆道形成異常。現在は，胆管拡張型膵胆管合流異常とほぼ同義語で用いられることが多い[1]。
- 東洋人，女性に多くみられる。
- 戸谷分類（Ⅰ～Ⅳ型）が用いられる。Ⅰ型が最も多く，総胆管の嚢腫状拡張を伴う（先天性総胆管拡張症）a～cに亜分類される。Ⅱ型は総胆管が憩室様に突出したもの（胆管憩室）。Ⅲ型は総胆管末端部が十二指腸壁内で嚢腫状様に拡張したもの（胆管瘤）。Ⅳ型は多発型（A：肝内，肝外ともに拡張がみられる。B：肝外だけに2個以上の拡張がみられる）。Ⅴ型は肝内胆管のみが拡張。Ⅰa，Ⅰc，ⅣAでは膵胆管合流異常が合併する。戸谷分類のⅠ型が80～90％と多く，ⅣAが7～19％を占める。嚢腫状拡張（Ⅰa型）は20～30代に多く，紡錘状拡張は50～60代に多い。
- 腹痛のほか，嘔吐，嘔気，発熱，黄疸，灰白色便，腹部腫瘤などが発現する。しかし，無症状なこともあり，偶然に発見されることも多い。
- 発癌のリスクがあり，胆道癌の頻度は胆管拡張例約10％，非拡張例30％ [2] と報告されている。
- 治療は肝外胆管切除を行い，消化管と胆管を吻合することにより膵液と胆汁の相互逆流を遮断する分流手術が必要となる。胆管拡張例では分流手術を施行することが推奨されているが，胆管非拡張例では胆嚢摘出術のみ施行して経過観察することもある。

参考文献

1) 膵・胆管合流異常の診療ガイドライン　胆道．vol.26(5)：678-690, 2012.
2) 吾妻　司，ほか：超音波検査による胆管非拡張型膵・胆管合流異常の診断．日消外会誌　29：1746-1753, 1996.

膵胆管合流異常② ———— Pancreatobiliary maljunction

10代男性。感染性胃腸炎で入院した際のCTで胆管拡張を指摘。

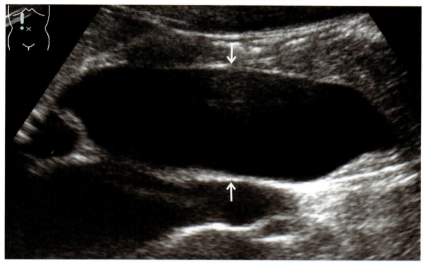

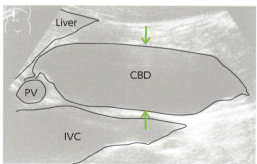

a
胆嚢管合流部よりVater乳頭部側の肝外胆管の紡錘状の拡張を認める(矢印)。径28mm。戸谷分類Ic型の先天性胆道拡張症を疑う。

胆道

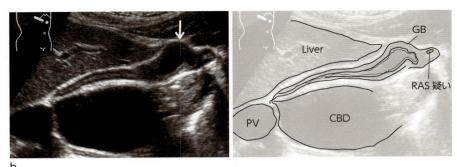

b
胆嚢は虚脱傾向でびまん性の壁肥厚を認める(矢印)。内部に悪性を疑う隆起性病変はみられない。

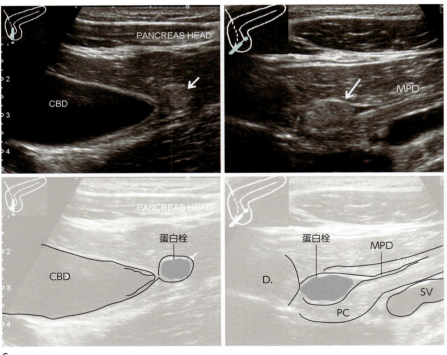

c
共通管内にacoustic shadowを伴わない高エコー像を認め，蛋白栓疑い。

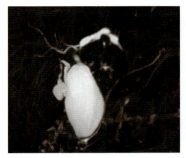

MRCP
肝外胆管は径17mmと紡錘状に拡張し，下部胆管は膵内で膵管分枝に合流するようにみえ，合流異常疑い。

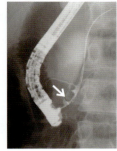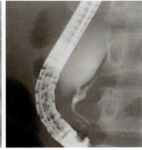

ERCP
共通管内に蛋白栓(矢印)を確認し，バルーンカテーテルにて排石した。

分流術　胆嚢，肝外胆管切除検体

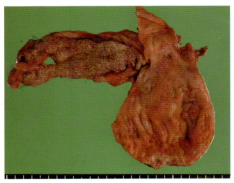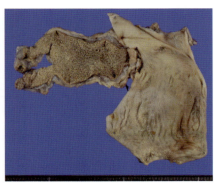

a　摘出標本滑面　　　　　　　　　　　　b　固定後標本滑面

肉眼所見
腹側で胆管切開(**a**)。胆管は囊腫状に拡張している。胆管には明らかな粘膜粗造や腫瘍性病変は指摘されない。胆管十二指腸断端近傍に黄白色微細顆粒状変化(コレステローシス)の所見を認める。胆嚢粘膜にもコレステローシスを認める(**b**)。

組織所見(非掲載)
胆嚢はリンパ球主体の炎症細胞浸潤と線維性に軽度の壁肥厚，Rokitansky-Aschoff sinus (RAS)の増生を認め，慢性胆囊炎の所見であった。胆嚢上皮は低乳頭状，過形成性に増生しているが，悪性所見はみられなかった。胆管にも悪性所見なし。

胆道　多隔壁胆囊 ———————— Multiseptate gallbladder

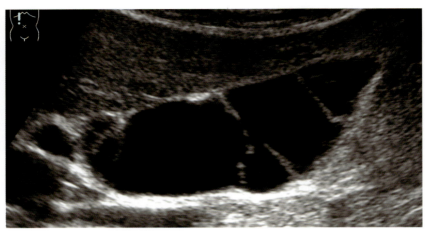

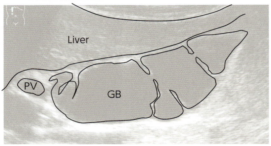

胆嚢内に多数の薄い隔壁構造を認める。

疾患概要

- まれな先天性疾患。無症状で機能的にも問題がない場合が多い。癌を合併した報告もあり，隆起性病変の有無には注意する必要がある[1]。

参考文献
1) 菅原俊道，ほか：Multiseptate Gallbladder（多隔壁胆嚢）の3例．日外会誌102：358-362, 2001.

胆嚢位置異常 横位胆嚢

Malposition of the gallbladder

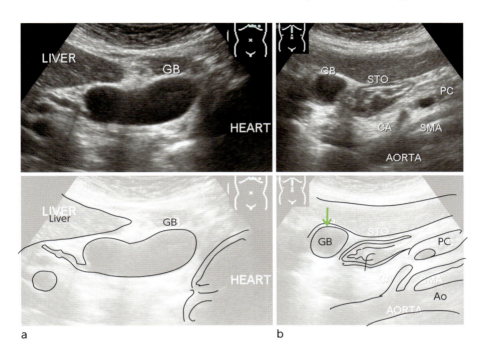

a：胆嚢は上腹部を横断し，心臓の足側に胆嚢底部を認める。
b：正中矢状断で膵体部の頭側に胆嚢短軸像を認める(矢印)。

胆嚢は通常頸部側の約1/3が肝床に固定されている。胆嚢の位置異常にはほかに，左側胆嚢，肝内胆嚢，遊走胆嚢がある。固定が弱く遊離，もしくは固定がない症例を遊走胆嚢とする。通常は右上腹部に位置するが，腹腔内を自由に移動し，胆嚢軸捻転症をきたす場合があるので注意する。

胆道

胆道閉鎖 ——————————— Biliary atresia

US所見

- 閉塞部位の胆管が描出されない[1]。または内腔狭小化胆嚢は萎縮しているか，描出できないことが多い*

*：胆嚢が描出される場合でも授乳前後で胆嚢萎縮が認められないことが多い。

US point

門脈本幹に伴走する肝動脈を肝外胆管の開存と誤認しないように必ずカラードプラで血流の有無を確認する。新生児の場合，細い脈管を評価する必要があるため，7.5MHz以上の高周波プローブでの観察が推奨される。

a Bモード

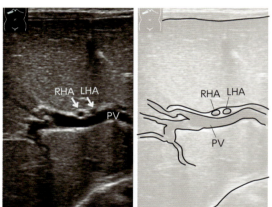

b カラードプラ

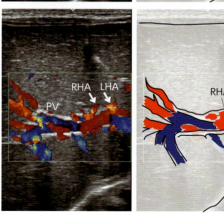

肝門部で左右の門脈枝腹側に管腔構造を認め（a），内部に血流信号がある（b：矢印）。左右の肝動脈の所見である。そのほかに胆管を疑う管状構造はみられない。

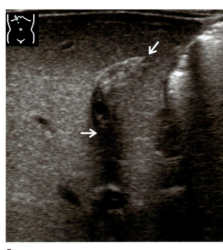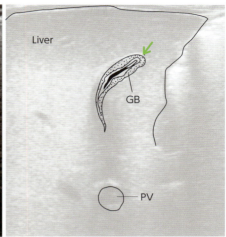

c
生後1カ月に白色便，2カ月検診で黄疸指摘。胆囊窩に虚脱した袋状の構造物を認め，萎縮した胆囊を疑う（矢印）。内部に胆汁の貯留はみられない。

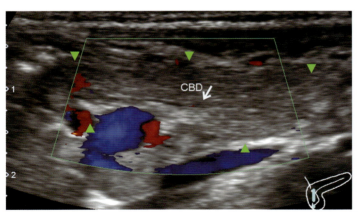

d
膵頭部（矢頭）内には血流信号を認めない細い管状構造を認め（矢印），走行形態から虚脱した膵内胆管を疑う。内腔は索状で閉塞が疑われる。
先天性胆道閉鎖症（肝門部胆管無形成）の所見である。

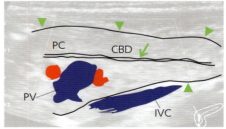

胆道

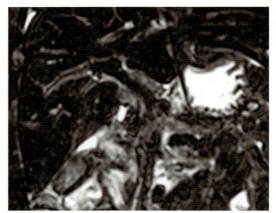

MRI
T2WIでは胆嚢および胆管は同定できず，胆道閉鎖として矛盾せず。

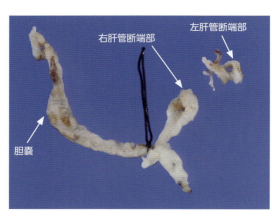

左肝管断端部
右肝管断端部
胆嚢

術中胆道造影にて胆嚢は索状で内腔なし。外観から胆道閉鎖症（Ⅲ型）と診断し葛西手術施行。

組織所見
胆道は粘液浮腫状基質の介在や幼若なfibroblastの増生，毛細血管の増生を伴う膠原線維性間質よりなる組織で索状胆管の像であった。

疾患概要

- 肝外胆管が閉塞し，胆汁が十二指腸に流れない状態。
- 黄疸，灰白色〜淡黄色便，ビリルビン尿が3主徴。
- 放置すると胆汁性肝硬変に進行して死にいたる危険性が高いため，できるだけ早期に肝門部胆管空腸吻合術を行う。
- 出生9,000〜10,000人あたりに1人の割合で発症するとされており，女児の発症率は男児の発症率の約2倍。

参考文献

1) 櫻井正児：小児アトラス，ベクトルコア，2003.

膵臓

1 正常像
- 基本走査と断面像
- Wirsung管とSantorini管
- 背側膵と腹側膵

2 炎症性疾患
- **急性膵炎**
- **膵仮性嚢胞**
- **慢性膵炎**
  - 慢性膵炎準確診
  - 早期慢性膵炎
- **自己免疫性膵炎**

3 腫瘍性病変
- **漿液性嚢胞腺腫**
- **粘液性嚢胞腫瘍**
- **膵管内乳頭粘液性腫瘍**
  - 混合型膵管内乳頭粘液性腫瘍
  - 主膵管型膵管内乳頭粘液性腫瘍
  - 主膵管型膵管内乳頭粘液性腺癌
- **浸潤性膵管癌**
  - 鉤部癌
  - 脾静脈浸潤
  - 動脈浸潤，周囲神経叢浸潤
  - 上腸間膜動脈神経叢浸潤
  - 退形成癌
- **腺房細胞癌**
- **神経内分泌腫瘍**
- **充実性偽乳頭状腫瘍**
- **膵悪性リンパ腫**
- **転移性膵腫瘍**
- **膵内副脾（類表皮嚢胞）**

4 先天奇形，その他
- 輪状膵
- 膵動静脈奇形

膵臓

1. 正常像
基本走査と断面像

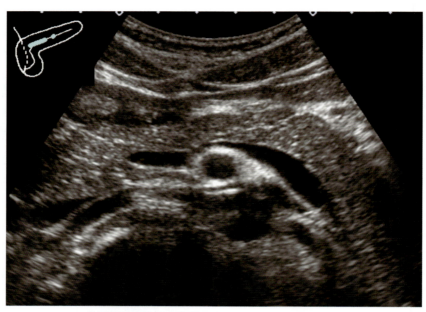

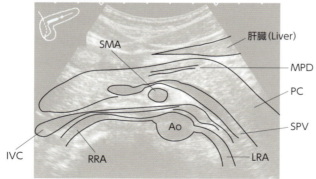

a 心窩部斜め横走査：膵長軸断面
膵実質は均一な点状エコーを呈する。肝実質と同程度かやや高い。肥満，加齢などに伴い脂肪変性により実質は高エコーとなる。主膵管は膵臓のほぼ中央に2本の線状高エコーの管腔構造として認識され，健常者での膵管径は2mm以下である。

- US検査で膵臓を描出する際には周辺脈管から同定する。そのためには周辺の脈管解剖を十分理解しておく必要がある。

US point

描出法には2つのアプローチがある。
1) 正中縦走査(やや左寄り)で腹部大動脈とそこから分岐する上腸間膜動脈(SMA)を描出→SMAの腹側の脾静脈(SPV)の短軸像を同定→SPVに乗っている三角形の膵体部を認識→プローブを反時計回りに回転走査し斜め35°の横走査で長軸像を描出。
2) 肋骨弓下走査で肝門部門脈(PV)を描出→そのまま足側にPV短軸を追跡する→PVにSPVが合流する部分の腹側に膵長軸像が同定される。

解剖模式図

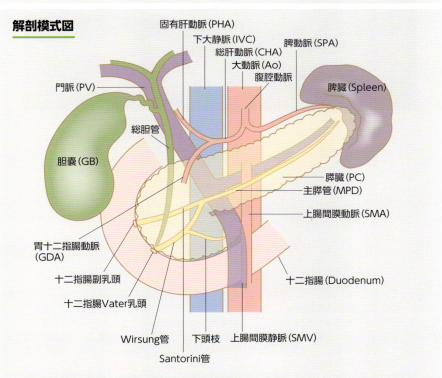

- **膵臓**：胃の背側，第12胸椎から第2腰椎の高さでやや斜め35°に左上がりに横走し，後腹膜に位置する扁平で細長い臓器。
- **膵**：主膵管と副膵管からなる。主膵管は膵臓の中央を走行し，膵内胆管と合流し，十二指腸Vater乳頭部へ開口する。副膵管(Santorini管)は頭部で主膵管から分岐し十二指腸副乳頭に開口する。

膵臓

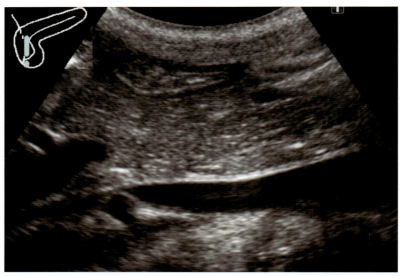

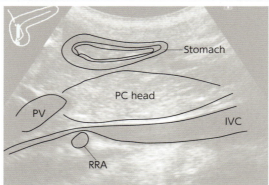

b 縦走査：膵頭部短軸断面

体尾部は呼吸性に約1椎体上下する。健常者の前後径（厚さ）は一般的には25mm以下[1]であるが，およそ30mm以下[2]とするガイドラインもある。大きさには個人差もあり，体格や年齢により異なるため，計測値だけの判断ではなく，全体のバランスからの判断が必要である。

健常人で頭部14±7mm，体部13±5mm，尾部14±0.7mmと報告されている (n=45)[1]。

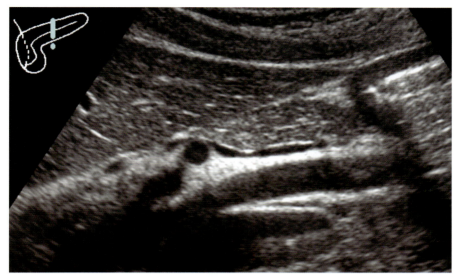

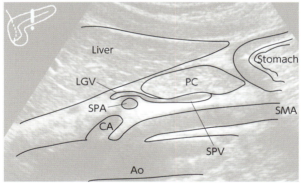

c 縦走査:膵体部短軸断面
体・尾部20mm以下である。

参考文献
1) 秋本伸, 他:正常膵の計測. 日超医講演論文集31:265-266, 1977
2) 日本消化器病学会編, 慢性膵炎診療ガイドライン2015 改訂第2版, 南江堂.

膵臓

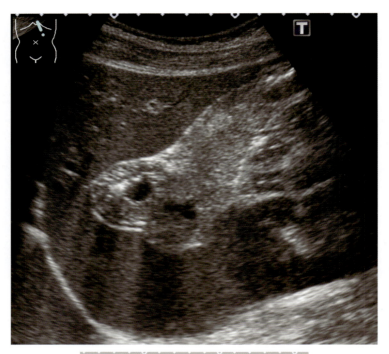

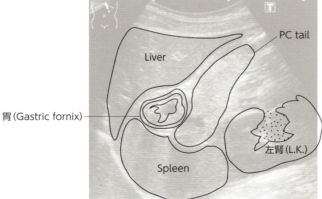

d 左肋弓下走査：膵体尾部縦断面
肝左葉背面，胃体部背面から脾門部まで連続する膵尾部が観察される。

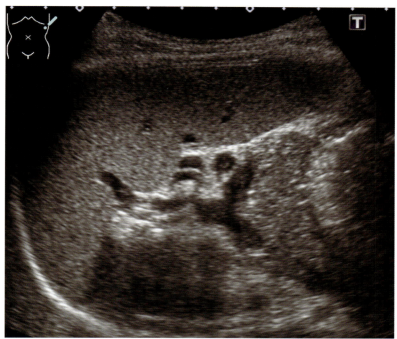

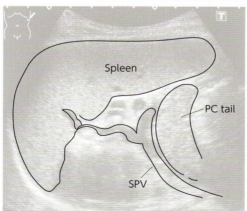

e　左肋間走査：膵尾部長軸断面
脾門部，脾静脈の足側，腹側に膵尾部実質が同定される。

膵臓

膵臓の区分

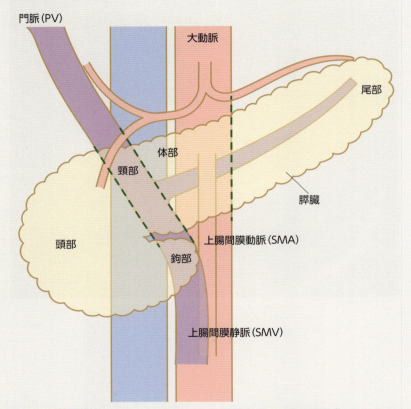

膵臓は解剖学的に頭部，体部，尾部に分けられる。膵癌取扱い規約第7版[1]では，膵頭部は上腸間膜静脈・門脈の左縁と十二指腸に囲まれた部分で，膵頸部（上腸間膜静脈・門脈の前面）と鉤状突起は頭部に含まれる。膵体部と尾部の境界は腹部大動脈左縁とされている。

参考文献
1) 日本膵臓学会：膵癌取扱い規約（第7版）．金原出版，2016．

Wirsung管とSantorini管
Wirsung's duct and Santorini's duct

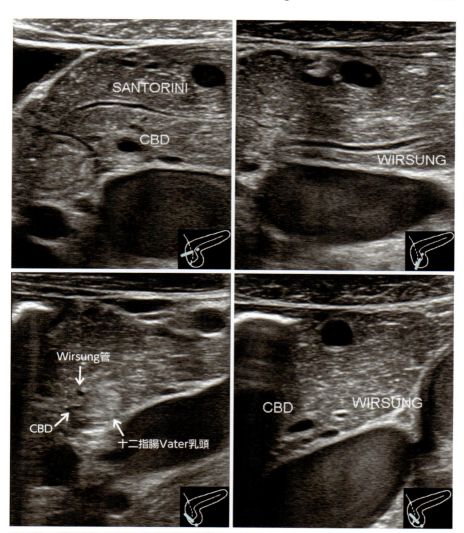

膵頭部内のWirsung管とSantorini管

Wirsung管は頭部では背側に向かって走行し，総胆管と合流し十二指腸乳頭（Vater乳頭）部に開口する。ドイツの解剖学者Johann Georg Wirsungにより，1642年に記載された。膵臓外分泌部（消化腺）の導管。Santorini管は多くの場合，付加的な導管で，十二指腸乳頭の上方（口側）にある小十二指腸乳頭に開く。退化的であることが多く，また十二指腸に開口しないこともある。イタリアの解剖学者Giovanni Domenico Santoriniによって報告された。

| 膵臓 | # 背側膵と腹側膵
―Dorsal pancreas and Ventral pancreas |

60代女性。膵頭部背側に低エコー領域を認める。

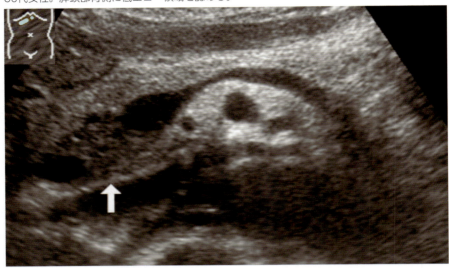

a

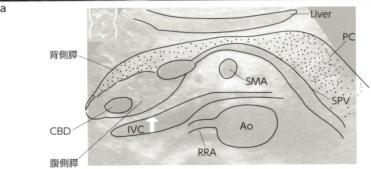

背側膵に脂肪変性が生じ，腹側膵の脂肪変性が少ないために生じる相対的なエコーレベルの違いと考えられている。p117の「膵臓の発生・発達過程」を理解し，腫瘍性病変と間違わないように注意する。

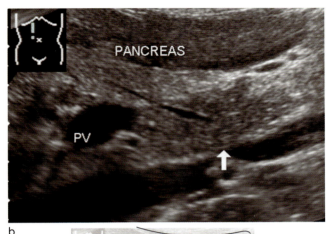

b

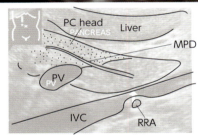

発生・発達過程

膵臓は胎生期の腹側膵原基と背側膵原基の2つの原基が合体され形成された臓器である。

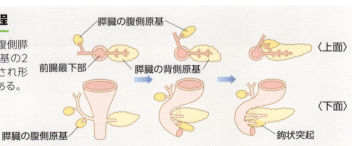

- 発生学的に前腸の最下部（十二指腸の口側部）から膨出して生じる。膵臓の原基は，腹側は小さく，背側は大きい。十二指腸が発育・分化するとともに回転し，腹側原基は背側に回って背側原基に近づき，癒合する。腹側原基は膵頭部下部と鉤状突起となる[1]。

参考文献
1) 伊藤　隆（原著），高野廣子（改訂）：膵臓の発生．解剖学講義（改訂第3版）．南山堂．2012. p376.

2. 炎症性疾患
急性膵炎① ── Acute pancreatitis

US所見

- 膵腫大
- 膵実質の低エコー化
- 前腎傍腔へのfluid貯留
- 周囲脂肪織のエコーレベル上昇
- 経過で仮性嚢胞の合併

20代男性。急性リンパ性白血病で加療中。寛解導入療法のL-アスパラギナーゼ（ロイナーゼ®）の副作用で膵炎発症。

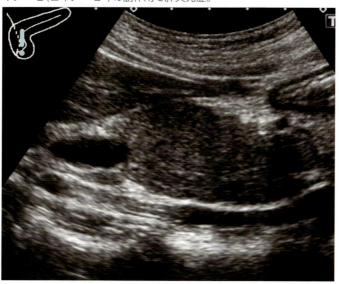

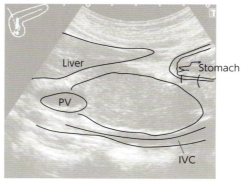

a
膵頭部前後径は径29.8mmと軽度腫大している。

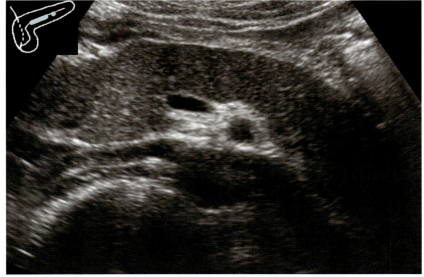

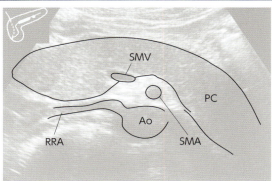

b
実質のエコーレベルは低下している。

膵臓

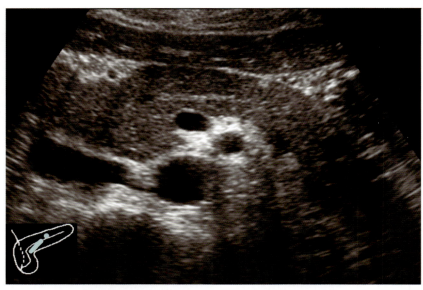

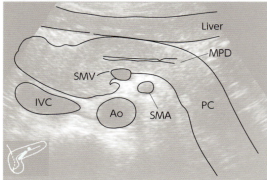

c
主膵管の拡張はみられない。膵周囲の脂肪組織のエコーレベルは軽度上昇しており，炎症の波及が疑われる。間質性浮腫性膵炎が疑われる。

急性膵炎の診断基準

1. 上腹部に急性腹痛発作と圧痛がある
2. 血中または尿中に膵酵素の上昇がある
3. 超音波，CTまたはMRIで膵に急性膵炎に伴う異常がある

上記3項目中2項目以上を満たし，他の膵疾患および急性腹症を除外したものを急性膵炎とする。ただし，慢性膵炎の急性増悪は急性膵炎に含める。
注意：膵酵素は膵特異性の高いもの（膵アミラーゼ，リパーゼなど）を測定することが望ましい。

急性膵炎の診療ガイドライン[1]より引用

疾患概要

- 膵内で病的に活性化された膵酵素により，膵臓が自己消化をきたす膵の無菌的炎症であり，数日の絶食で経過する軽症から致死率が10％に達する重症まで多彩な病態を呈する[2]。重症であっても大部分の症例では膵臓の変化は可逆的。隣接する他臓器や遠隔臓器にも影響するものである。病態生理学的な急性膵炎の局所病変は，間質性浮腫性膵炎と壊死性膵炎に大別される。臨床的には膵臓および膵臓周囲の病変の分類として改訂アトランタ分類[3]が現在用いられている。
  1) 間質性浮腫性膵炎（intestinal edematous pancreatitis）：炎症に伴いびまん性または限局性に膵臓が腫大する。炎症の程度が重篤であると壊死を生じるが，壊死を伴わないものを浮腫性膵炎とする。膵周囲に液体貯留を認めることもある。多くは発症1週間以内に臨床症状は改善する。
  2) 壊死性膵炎（necrotizing pancreatitis）：膵実質または膵周囲組織の両者，またはいずれか一方が壊死に陥ったものである。間質性浮腫性膵炎よりも合併症発生率やインターベンションが必要となる確率が高い。
- 原因はアルコールや胆道結石が発症原因の大部分を占める。しかし膵腫瘍，特に膵癌による膵管閉塞が急性膵炎を励起させることがあるので注意が必要である。

参考文献

1) 急性膵炎診療ガイドライン2015改訂出版委員会．急性膵炎診療ガイドライン2015（第4版）．金原出版，2015．
2) 竹山宜典：急性膵炎の臨床像と病態．日消誌 113：1345-1350，2016．
3) Banks PA, et al：Acute Pancreatitis Classification Working Group：Classification of acute pancreatitis-2012：revision of the Atlanta classification and definition by international consensus. Gut 62：102-111, 2013.

急性膵炎② ―――― Acute pancreatitis

膵臓

40代男性。潰瘍性大腸炎で加療中に心窩部痛出現，膵酵素上昇。AMY 180U/L, LIP 327U/L。

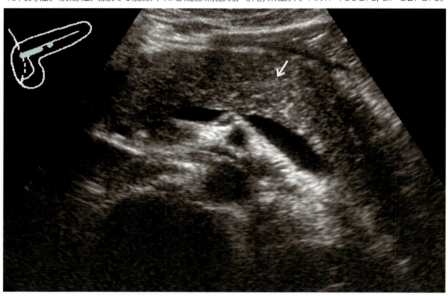

a

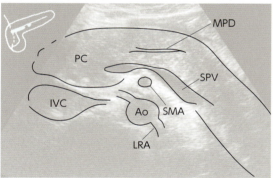

膵実質のエコーレベルは低下しびまん性に腫大している(a，b)。
主膵管の拡張はみられない(矢印)。

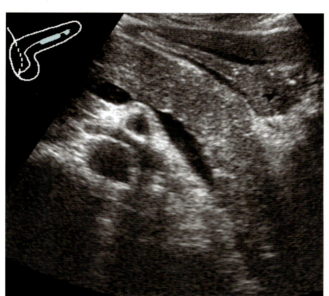

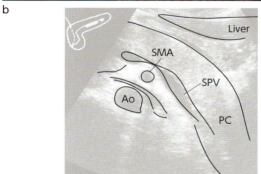

膵臓

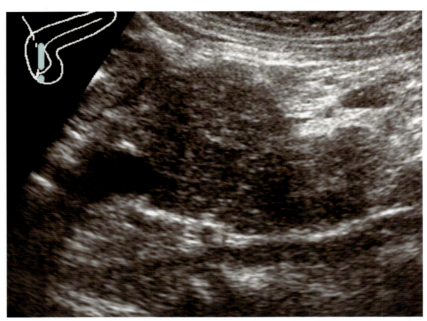

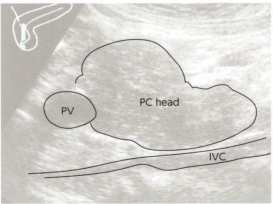

c
膵頭部前後径37.4mm。

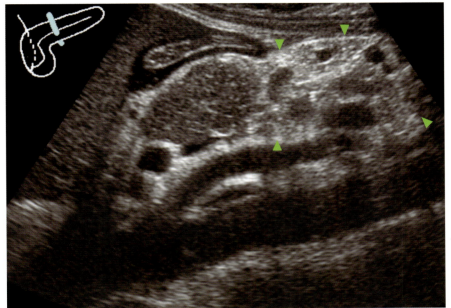

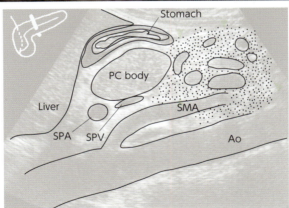

d
体部前後径21.0mm。膵周囲の脂肪組織のエコーレベルは軽度上昇しており，炎症の波及が疑われる（矢頭）。周囲のfluid貯留や仮性囊胞はみられない。間質性浮腫性膵炎が疑われる。CTの重症度分類に準じると，Grade Ⅱ相当。
アダリムマブ（ヒュミラ®）投与後の発症であり，薬剤性膵炎が疑われた。

膵仮性嚢胞① ── Pancreatic pseudocyst (PPC)

膵臓

US所見

- 大きさや形状はさまざま
- 被膜は厚く，隔壁や内部にdebrisを認める場合あり

40代女性。急性膵炎後，仮性嚢胞出現精査。

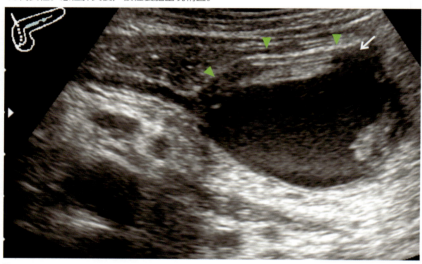

a

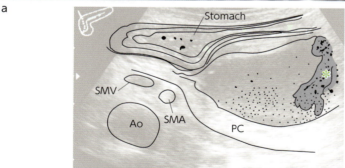

膵体部足側に110mm大の被包化された境界明瞭平滑な嚢胞性病変を認める（矢印）。前面の大部分は胃前庭部〜体部壁と連続しており，癒着が疑われる（矢頭）。MPDとの連続性ははっきりせず。

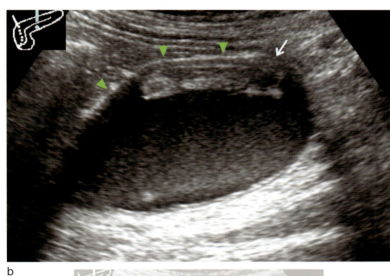

b

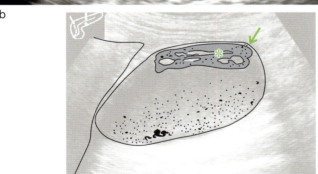

辺縁に不整なエコー像の付着を認め，壊死物質などのdebrisの付着が疑われる（＊）。内部に点状高エコーの堆積を認める。

膵仮性嚢胞② ——————— PPC

5歳男児。急性リンパ性白血病。化学療法にて治療中，L-アスパラギナーゼ（ロイナーゼ®）による急性膵炎を発症した。

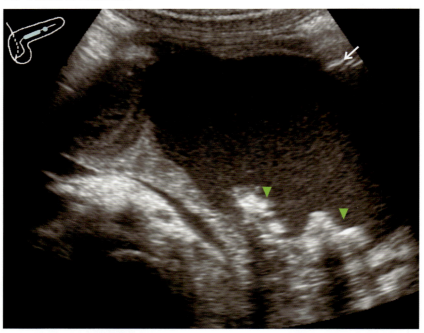

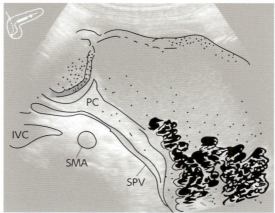

体尾部腹側に95×60mm大の境界明瞭，輪郭平滑な嚢胞性病変を認める（矢印）。形態は雪達磨状，嚢胞内には淡い点状エコーの堆積を認め出血などが疑われる。そのほか嚢胞内にはacoustic shadowを伴ったstrong echoを認めフィブリン塊などを疑う（矢頭）。

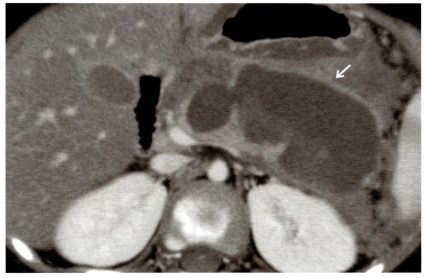

造影CT
膵体尾部の囊胞構造(矢印)は70×40mm。内部に軟部組織濃度を認め，出血の陳旧化過程と考える。

経過にて囊胞サイズは増大し，自然消退は望めないと考えられたため，開腹的経胃的膵仮性囊胞内瘻化術を施行した。

膵仮性嚢胞③ ─── PPC

70代女性。悪性リンパ腫にて化学療法中に上腹部痛出現，増悪したため精査加療目的に入院。WBC 6,000/μL，CRP 14.49mg/dL。

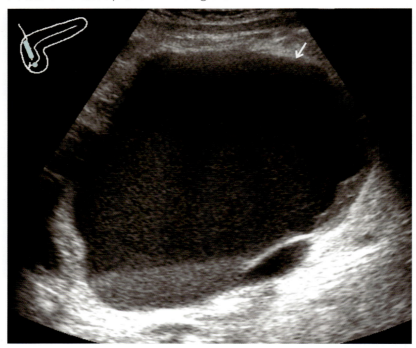

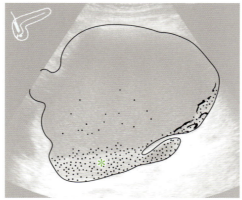

a
膵頭部に境界明瞭な115mm大の大きな嚢胞性病変を認める（矢印）。重力方向に堆積する淡い点状エコー（＊）を認め，リアルタイムの観察にてゆらぎがみられ，感染や出血などが疑われる。

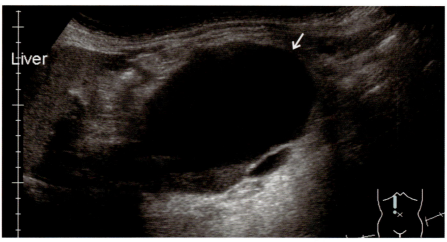
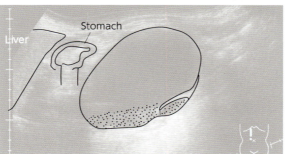

b　Panoramic view

膵臓

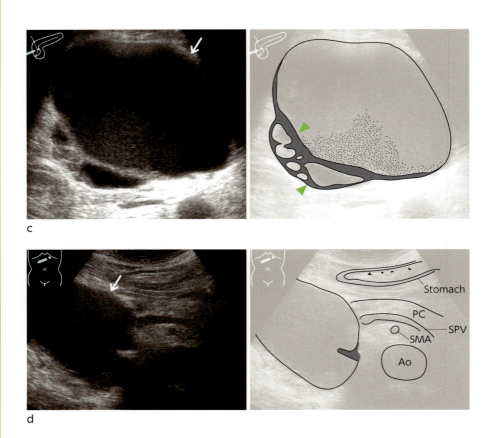

囊胞(矢印)内部には隔壁を伴っている(矢頭)。

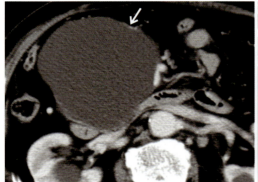
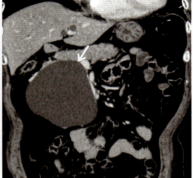

a　横断像　　　　　　　　　　　　　　　　　　b　冠状断像

造影CT
膵頭部に囊胞性病変を認める(矢印)。

EUSガイド下膵囊胞ドレナージ術が施行された。囊胞内容液の培養で，*Streptococcus viridans* が同定され，感染性膵仮性囊胞と診断された。

疾患概要

- 膵外に存在し，成熟した明瞭な炎症性の壁により被包化された液体貯留を指す。内部に壊死は伴わない，もしくは少量のみ含まれる。膵炎や外傷に伴って発生する。通常，浮腫性膵炎後4週以降に形成される[1]。PPCの大部分は現在の分類では被包化壊死(walled-off necrosis：WON)に分類される。通常，主膵管や分枝膵管の破綻により発生する。急性膵炎後に発生することはまれであり，今後は急性膵炎後にはほとんど使われなくなるかもしれないとも報告されている。

注意：膵炎の局所合併症としてみられる限局した液体貯留は，壊死のあり・なし，発症からの経過時間により，発症4週以内の壊死を伴わない急性膵周囲液体貯留(acute peripancreatic fluid collection：APFC)と壊死を伴う急性壊死性貯留(acute necrotic collection：ANC)に，4週以降の壊死を伴わない膵仮性囊胞(pancreatic pseudocyst：PPC)と壊死を伴う被包化壊死(walled-off necrosis：WON)の4つのカテゴリーに分類される[1〜4]。

参考文献

1) Banks PA, et al：Acute Pancreatitis Classification Working Group：Classification of acute pancreatitis-2012：revision of the Atlanta classification and definition by international consensus. Gut 62：102-111, 2013.
2) 急性膵炎診療ガイドライン2015改訂出版委員会．急性膵炎診療ガイドライン2015(第4版)．金原出版, 2015.
3) 厚生労働省科学研究費補助金難治性疾患克服研究事業 難治性膵疾患に関する調査研究班：膵炎局所合併症(膵仮性囊胞,感染性被包化壊死等)に対する診断・治療コンセンサス．膵臓 29：782-783, 2014.
4) van Santvoort HC, et al：Describing peripancreatic collections in severe acute pancreatitis using morphologic terms：an international interobserver agreement study. Pancreatology 8：593-599, 2008.

膵臓　慢性膵炎① ── Chronic pancreatitis

US（EUS）所見

- 膵内結石，蛋白栓
- 膵管の不整拡張*を伴う辺縁の不規則な凹凸

＊膵管拡張：内径2mm以上

50代男性。1週間前から左側腹部痛。酒1合，水割り3杯/日。

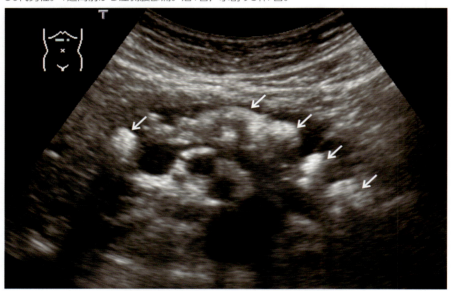

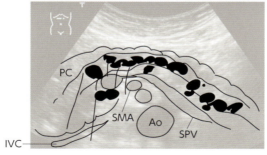

膵実質の輪郭に凹凸を認める（矢頭）。主膵管は径15〜22mmと著明な拡張（両端矢印）を認める。内部にacoustic shadowを伴ったstrong echoを多数認め，膵石（矢印）の所見である。慢性膵炎の確診所見である（a〜c）。

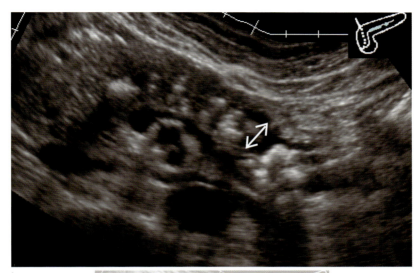

b

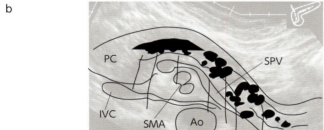

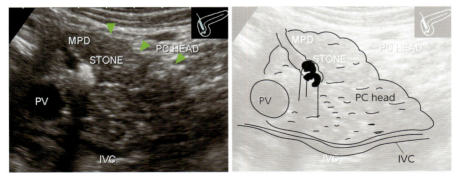

c

膵臓

疾患概要

- 膵酵素の膵内活性化による自己消化が緩徐に，しかも持続的に起こり，膵腺房細胞の脱落と膵実質の線維化をきたす慢性病変で，その変化は不可逆的であるとされ，急性膵炎とは異なった疾患概念である[1]。
- 発症早期の代償期では，しばしば膵の破壊が急激に起こり，臨床的には急性膵炎と区別がつかない病態を呈する。これを慢性膵炎急性増悪と称し，臨床的には急性膵炎として扱う。急性膵炎から慢性膵炎への移行は約10％程度と報告されている[2]。

慢性膵炎臨床診断基準[3]

慢性膵炎診断項目
　①特徴的な画像所見（次項を参照）
　②特徴的な組織所見
　③反復する上腹部痛発作
　④血中または尿中膵酵素値の異常
　⑤膵外分泌障害
　⑥1日80g以上（純エタノール換算）の持続する飲酒歴

確診：a，bのいずれかが認められる
　a：①または②の確診所見
　b：①または②の準確診所見と，③④⑤のうち2項目以上
準確診：①または②の準確診所見が認められる
早期慢性膵炎：③〜⑥のうち2項目以上と早期慢性膵炎の画像所見が認められる

診断フローチャートは文献2を参照。

特徴的な画像所見[4]

● 確診所見：以下のいずれかが認められる
a) 膵管内結石
b) 膵全体に分布する複数ないしびまん性の石灰化
c) ERCP像で，膵全体に見られる主膵管の不整な拡張と不均一かつ不規則な分枝膵管の拡張
d) ERCP像で，主膵管が膵石，蛋白栓などで閉塞または狭窄している時は，乳頭側の主膵管と分枝膵管の不規則な拡張

● 準確診所見：以下のいずれかが認められる
a) MRCPにおいて，主膵管の不整な拡張とともに膵全体に不均一に分布する分枝膵管の不規則な拡張
b) ERCP像において，膵全体に分布するびまん性の分枝膵管の不規則な拡張，主膵管のみの不整な拡張，蛋白栓のいずれか
c) CTにおいて，主膵管の不規則なびまん性拡張*とともに膵辺縁が不規則な凹凸を示す膵の明らかな変形
d) US(EUS)において，膵内の結石または蛋白栓と思われる高エコーまたは膵管の不整な拡張*を伴う辺縁が不規則な凹凸を示す膵の明らかな変形

＊膵管拡張：内径2mm以上

参考文献
1) 竹山宜典：急性膵炎の臨床像と病態．日消誌 113：1345-1350，2016．
2) Yasuda T, et al : Long-term outcome of severe acute pancreatitis. J Hepatobiliary Pancreat Surg 15 : 397-402, 2008.
3) 厚生労働省難治性腺疾患に関する調査研究班．慢性膵炎臨床診断基準2009，膵臓 24：645-646, 2009.
4) 日本消化器病学会，慢性膵炎診療ガイドライン2015（改訂第2版）．南江堂，2015．

慢性膵炎② ── Chronic pancreatitis

60代男性。膵管内結石。

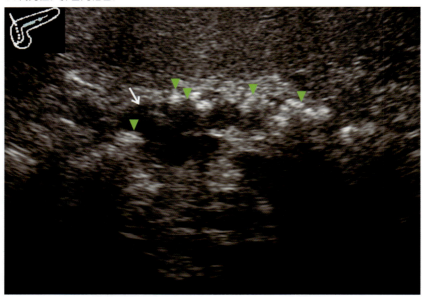

a

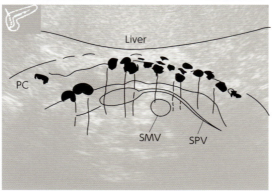

8.2mmと拡張した主膵管（矢印）内にacoustic shadowを伴ったstrong echoを多数認める（a，b：矢頭）。膵実質は萎縮し，菲薄化しており，認識困難となっている。

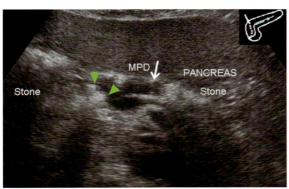

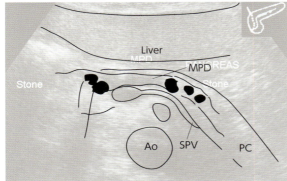

b

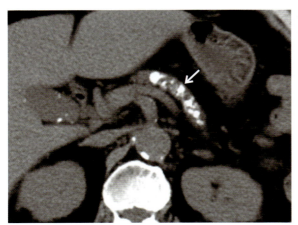

単純CT
膵実質は全体的に萎縮し，膵内に多数の粗大な結石を認める(矢印)。

慢性膵炎③ ──────── Chronic pancreatitis

40代女性。慢性膵炎で膵管ステント留置中，腹痛増悪。

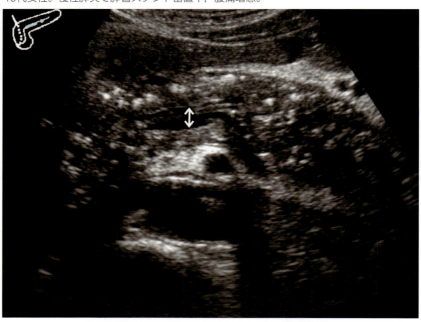

膵実質は頭部40.5mmと著明に腫大し，全体に分布する多数の膵石～石灰化を認める(a，b)。主膵管は径7.2mmと拡張(両端矢印)し内部にステントを認めている。慢性膵炎の所見である。

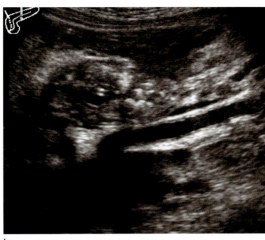
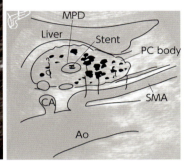

b
体部前後径17.7mm。

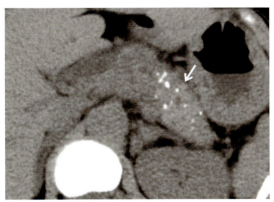

単純CT
膵内に石灰化を散見する(矢印)。

慢性膵炎④ ── Chronic pancreatitis

70代男性。慢性膵炎経過観察。

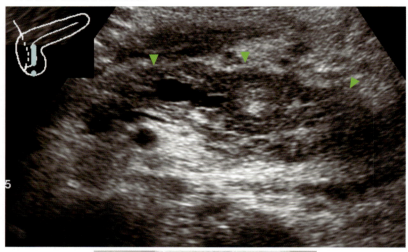

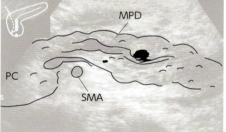

主膵管の不規則なびまん性拡張（**c**：両端矢印）と内部に蛋白栓を疑う淡い高エコー像を認める（**b**：矢印）膵辺縁の不規則な凹凸を認める（**a**：矢頭）。膵実質は粗造である。慢性膵炎として矛盾しない所見である（calcification）。

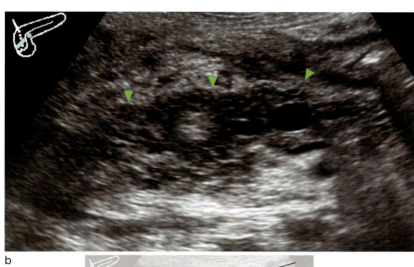

b

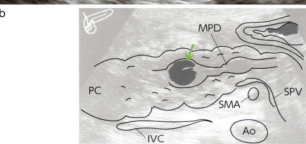

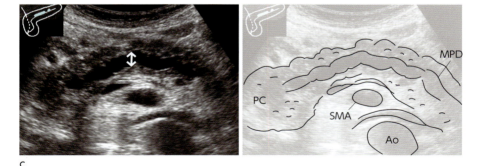

c

炎症性疾患

慢性膵炎

143

膵臓

慢性膵炎準確診 —— Possible chronic pancreatitis

50代男性。

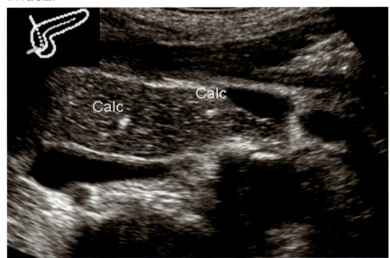

a

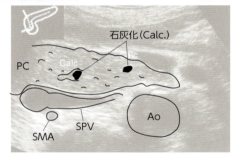

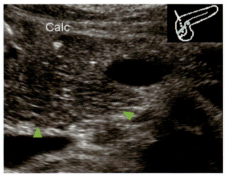

b

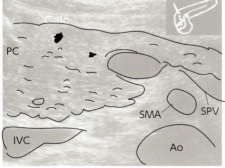

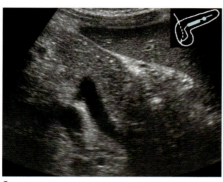
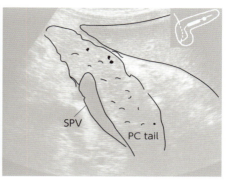

c

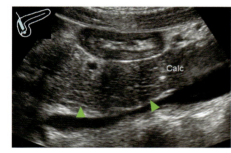
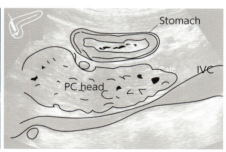

d

膵実質内に石灰化を複数認める (a 〜 d)。膵輪郭に不規則な凹凸を認める (矢頭)。慢性膵炎の準確診所見である。

単純CT
膵内に石灰化を認める (矢印)。

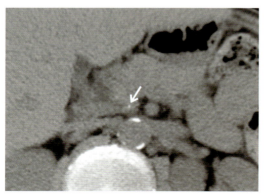

早期慢性膵炎 ── Early chronic pancreatitis

60代男性。健診USにて膵頭部腫瘤疑いで精査。ウイスキーボトル7〜8割/日。

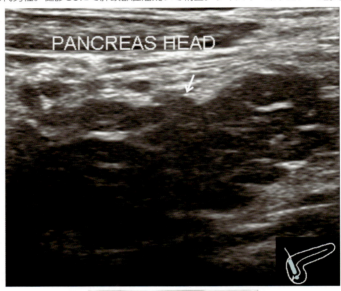

a

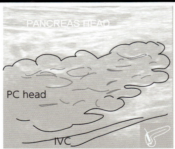

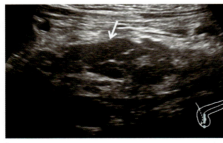

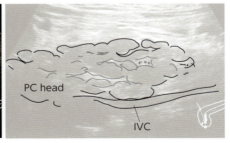

b

膵頭部，蜂巣状分葉エコーを認める（a，b：矢印）。

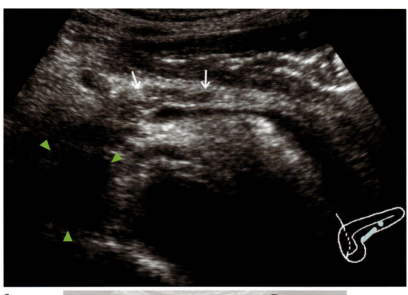

c

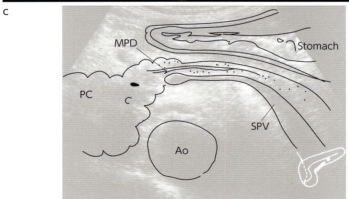

腹側膵の部位は限局的に低エコー化している（矢頭）。
腫瘤はみられない。背側膵は萎縮し，菲薄化している（c：矢印）。エコーレベルは上昇し，脂肪沈着を疑う。早期慢性膵炎を疑う所見である。

膵臓

早期慢性膵炎の画像所見[1]

- a, bのいずれかが認められる
a) 以下に示すEUS所見7項目のうち①〜④のいずれかを含む2項目以上が認められる
　　①蜂巣状分葉エコー
　　②不連続な分葉エコー
　　③点状高エコー
　　④索状高エコー
　　⑤嚢胞
　　⑥分枝膵管拡張
　　⑦膵管辺縁高エコー
b) ERCP像で，3本以上の分枝膵管に不規則な拡張が認められる

疾患概要

- 従来の診断基準が「高度の完成された慢性膵炎しか診断できない」という問題点があったため，早期慢性膵炎診断基準が作成された。
- 早期慢性膵炎診断の意義は早期治療による治癒もしくは病状進展阻止にある。慢性膵炎・非慢性膵炎にかかわらず，膵傷害の初期変化を広く拾い上げることが重要とされている。
- 慢性膵炎の膵癌発生率は一般人口に比べ10〜20倍高い[2]。

参考文献

1) 厚生労働省難治性膵疾患に関する調査研究班．慢性膵炎臨床診断基準2009，膵臓 24：646, 2009.
2) DiMagno EP, et al : AGA technical review on the epidemiology, diagnosis, and treatment of pancreatic ductal adenocarcinoma. American Gastroenterological Association. Gastroenterology 117：1464-1484, 1999.

自己免疫性膵炎① ―― Autoimmune pancreatitis (AIP)

US所見

- 膵の全体(sausage-like appearance)または限局的な腫大
- 腫大部位のエコーレベルの低下
- 主膵管の狭細像
- 上流胆管の拡張と下部胆管の狭窄
- 比較的血流豊富
- 胆管，胆嚢，後腹膜，腎など他臓器に病変を認める

注意：腫瘤を形成するタイプは膵癌との鑑別が問題となり，注意を要する。

60代男性。閉塞性黄疸にて精査。IgG 2,060mg/dL, IgG4 4,450mg/dL, γ-glb 24.5%。

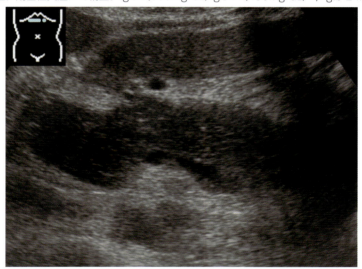

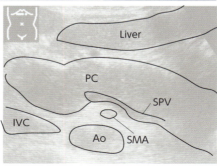

a　膵長軸像
膵全体はソーセージ状に腫大し，エコーレベルは著明に低下している。

膵臓

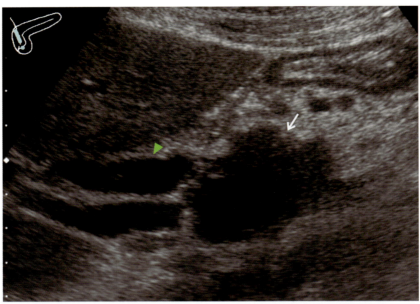

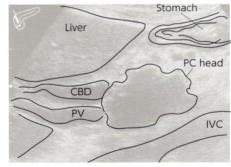

b　膵頭部短軸像
総胆管（矢頭）は拡張し，膵頭部（矢印）にて途絶を認める。

疾患概要

- 中高年男性に多い。原因や発生機序は不明。
- 確診には組織学的特徴や自己抗体の証明が必要。臨床症状は黄疸を除けば乏しいか欠く。ステロイドによる治療が著効を示す。予後は良好。
- 胆道などの多くの多臓器病変を合併する，高IgG4血症を認める。
- 診断には自己免疫性膵炎臨床診断基準2018が用いられる。

自己免疫性膵炎臨床診断基準2018[1)]

【診断基準】
A. 診断項目
Ⅰ. 膵腫大：a) びまん性腫大（diffuse），b) 限局性腫大（segmental/focal）
Ⅱ. 主膵管の不整狭細像：a) ERP，b) MRCP
Ⅲ. 血清学的所見：高IgG4血症（≧135mg/dL）
Ⅳ. 病理所見：以下の①〜④の所見のうち，a) 3つ以上を認める，b) 2つを認める，c) ⑤を認める。
　①高度のリンパ球，形質細胞の浸潤と，線維化
　②強拡1視野当たり10個を超えるIgG4陽性形質細胞浸潤
　③花筵状線維化（storiform fibrosis）
　④閉塞性静脈炎（obliterative phlebitis）
　⑤EUS-FNAで腫瘍細胞を認めない
Ⅴ. 膵外病変：硬化性胆管炎，硬化性涙腺炎・唾液腺炎，後腹膜線維症，腎病変
　a. 臨床的病変
　　臨床所見および画像所見において，膵外胆管の硬化性胆管炎，硬化性涙腺炎・唾液腺炎（Mikulicz病），後腹膜線維症あるいは腎病変と診断できる
　b. 病理学的病変：硬化性胆管炎，硬化性涙腺炎・唾液腺炎，後腹膜線維症，腎病変の特徴的な病理所見を認める

Ⅵ. ステロイド治療の効果
　専門施設においては，膵癌や胆管癌を除外後に，ステロイドによる治療効果を診断項目に含むこともできる。悪性疾患の鑑別が難しい場合は超音波内視鏡下穿刺吸引（EUS-FNA）細胞診は必須で（上記Ⅳc），病理学的な悪性腫瘍の除外診断なく，ステロイド投与による安易な治療的診断は避けるべきである。したがってⅥはⅥcを包括している。

B. 診断
Ⅰ. 確診
　①びまん型：Ⅰa＋＜Ⅲ/Ⅳb/Ⅴ(a/b)＞
　②限局型：Ⅰb＋Ⅱa＋＜Ⅲ/Ⅳb/Ⅴ(a/b)＞の2つ以上
　　またはⅠb＋Ⅱa＋＜Ⅲ/Ⅳb/Ⅴ(a/b)＞＋Ⅵ
　　またはⅠb＋Ⅱa＋＜Ⅲ/Ⅴ(a/b)＞＋Ⅳb＋Ⅵ
　③病理組織学的確診Ⅳa

Ⅱ. 準確診
　限局型：Ⅰb＋Ⅱ＋＜Ⅲ/Ⅳb/Ⅴ(a/b)＞
　　またはⅠb＋Ⅱb＋＜Ⅲ/Ⅴb/Ⅴ(a/b)＞＋Ⅵc
　　またはⅠb＋＜Ⅲ/Ⅳb/Ⅴ(a/b)＞＋Ⅵ

Ⅲ. 疑診*
　びまん型：Ⅰa＋Ⅱ(a/b)＋Ⅵ，限局型：Ⅰb＋Ⅱ(a/b)＋Ⅵ

　＊わが国では極めてまれな2型の可能性もある。

参考文献

1) 日本膵臓学会・厚生労働省難治性膵疾患に関する調査研究班，自己免疫性膵炎診療ガイドライン2018．膵臓33：906-907, 2018.

自己免疫性膵炎② ——————————— AIP

70代男性。直腸癌術後，閉塞性黄疸にて精査。

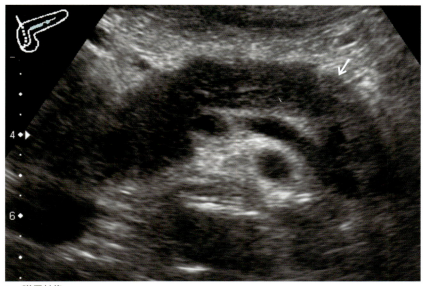

a　膵長軸像

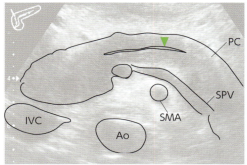

膵は頭部前後径34mm，体部16mmと全体的に腫大し，エコーレベルは著明に低下している（a，b：矢印）。
主膵管は1.9mmと拡張はみられない（a，b：矢頭）。総胆管は膵頭部（緑矢印）にて閉塞し，上流胆管は径14mmと拡張を認める（c）。

注意：ガイドライン[1]では「厳密な腫大の定義は難しく，ステロイドにより膵の大きさが縮小する場合には膵腫大と捉えることもできる」と記載されている。

参考文献

1) 日本膵臓学会・厚生労働省難治性膵疾患に関する調査研究班．自己免疫性膵炎診療ガイドライン2013．膵臓 28 (6)：736, 2013.

膵臓

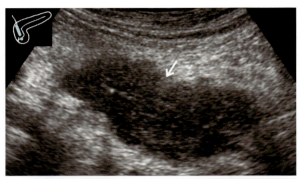

b 膵頭部短軸像

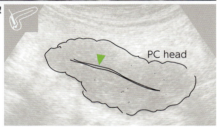

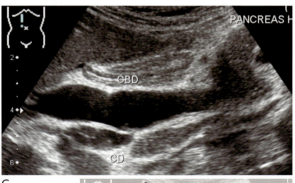

c

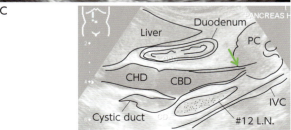

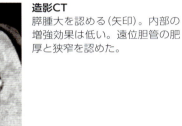

造影CT
膵腫大を認める(矢印)。内部の増強効果は低い。遠位胆管の肥厚と狭窄を認めた。

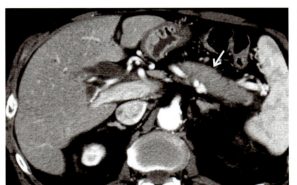

a　横断像

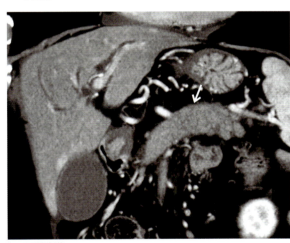

b　冠状断像

IgG4 89.8mg/dLであったが，胆管生検にてIgG4陽性形質細胞浸潤を認めた。AIP, 硬化性胆管炎の診断でプレドニゾロン30mg/日で治療が開始された。

膵臓

前記症例（p153）の治療2カ月後

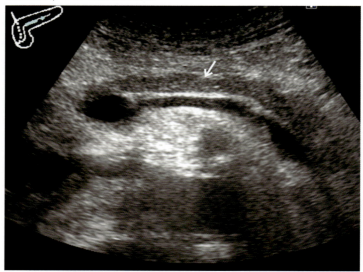

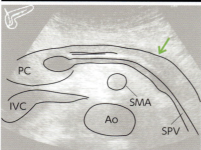

体部前後径13.6mmと膵臓の腫大は改善し（矢印），エコーレベルの低下も軽減している。

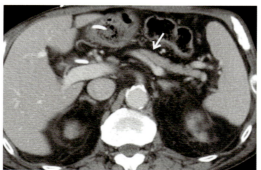

造影CT
膵腫大は消退している（矢印）。

自己免疫性膵炎③ — AIP

70代女性。高血圧にて通院中,肝機能異常を指摘されCTにて肝門部胆管癌を疑う所見があり,切除目的に精査したが,肝機能不良で切除できず,経過をみていたが,CTにてAIPを疑う所見あり,精査。

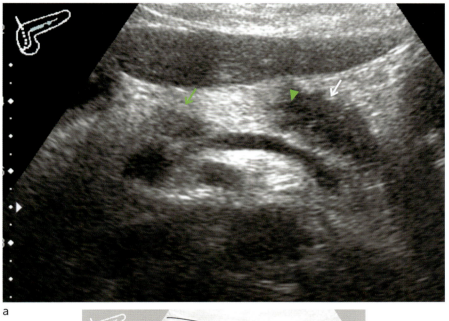

a

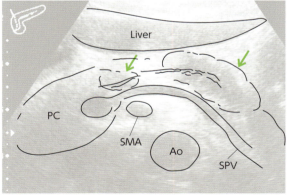

膵体部に28mm大の境界明瞭な腫瘤状の低エコー病変を認める(a, b)。輪郭はやや不整。膵前方組織に突出している。主膵管の拡張はみられず,病変内を貫通している(矢頭)。頭側にも同様の19mm大の病変を認める(矢印)。尾側の主膵管は抽出されていない。

膵臓

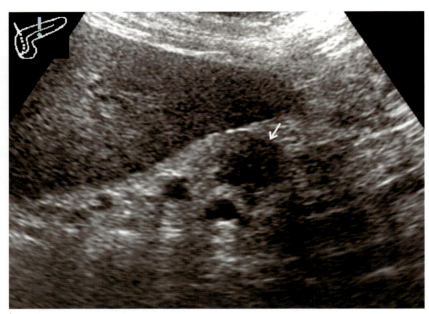

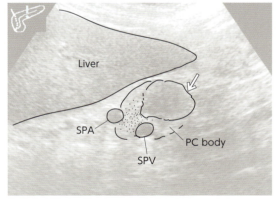

b

造影US

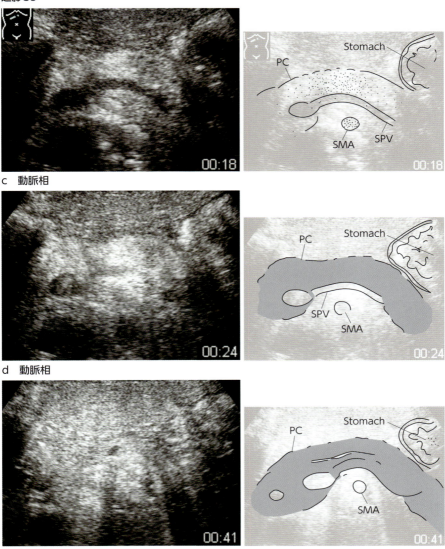

c 動脈相

d 動脈相

e 静脈相

内部にスポット状の造影剤の流入を認め(c)、その後均一に造影される(d)。造影効果は遷延している(e)。
IgG 2,223mg/dLと高値であり、小唾液腺からの生検でIgG4/IgG 84%でIgG4関連硬化性疾患と診断された。

膵臓

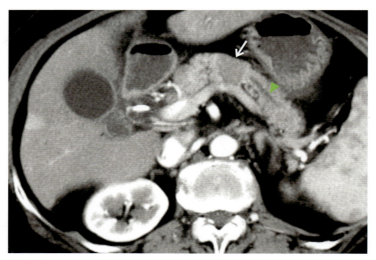

造影CT
膵体部に24mm大の早期動脈相で周囲膵実質より造影効果が弱く(矢印)，平衡相で造影効果が遷延している腫瘤を認める。腫瘤内部の主膵管は同定できず，閉塞，または狭窄と考える。腫瘤性病変はやや増大している。膵臓は全体的に腫大しているが，周囲の脂肪織濃度上昇は目立たず，炎症の波及を疑う所見はみられない。腫瘤より尾側の膵実質も動脈相でやや造影効果は低下しており，炎症を反映している可能性がある。膵尾部では主膵管は軽度拡張している(矢頭)。

自己免疫性膵炎④ ——————————— AIP

50代男性。体重減少，脂肪性下痢を主訴に前医受診。T-bil 1.5mg/dL, AST 48U/L, ALT 74 U/Lと上昇していた。

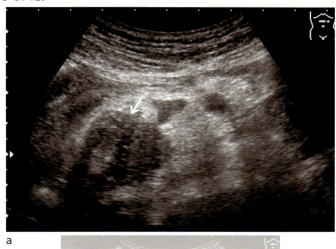

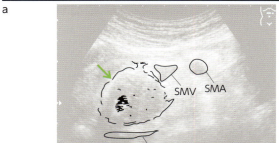

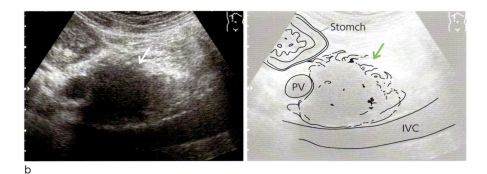

膵頭部に境界やや不明瞭な低エコーの充実性腫瘤を認める(矢印)。

膵臓

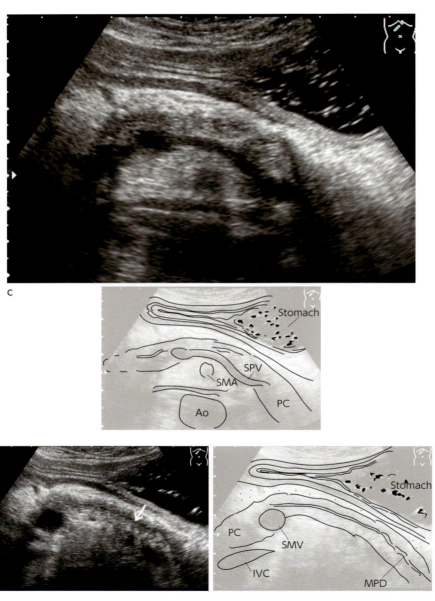

c

d
尾側主膵管の拡張はみられなかった(矢印)。

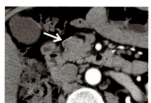 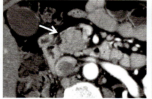 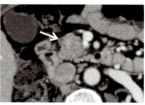

a　動脈相　　　　　　　　b　門脈相　　　　　　　　c　遅延相

Dynamic CT　膵頭部〜鉤部にかけて23mm大の増強不良な腫瘤形成を認める（a, b）。

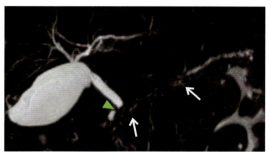

MRCP
頭部の膵管狭細像（矢印）と膵内胆管の途絶を認める（矢頭）。

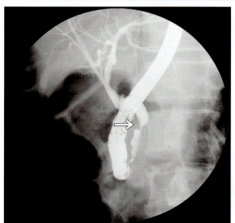

ERC
膵内胆管の途絶を認める（矢印）。

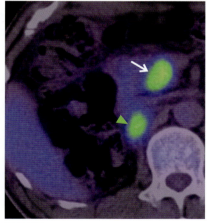

PET CT
膵頭部にSUV$_{max}$ 3.9の集積を認める（矢印）。傍大動脈リンパ節にもSUV$_{max}$ 4.6の集積を認めている（矢頭）。

胆嚢癌，膵頭部癌疑いで手術が施行され，術中膵頭部腫瘤の生検にて炎症所見であった。摘出された胆嚢腫瘤はIgG4関連硬化性胆嚢炎と診断された。
術後血清IgG4 238mg/dL，IgG 1,052mg/dLであり，IgG4関連硬化性疾患と診断された。

3. 腫瘤性病変
漿液性嚢胞腺腫① —— Serous cystadenoma (SCA)

膵臓

US所見

- スポンジまたは蜂巣状
- 境界明瞭, 平滑
- 形態は分葉状〜球状
- 小さな嚢胞成分が集合しているため, 高エコーの充実成分様に描出される(スポンジ状または蜂巣状)
- 辺縁に大きな嚢胞が存在し, 中心部は微小嚢胞の集積のため高エコーな場合が多い
- 個々の嚢胞の後方エコーが増強するため, 内部は高エコー
- 内部に石灰化を伴う場合がある
- Microcystic type, macrocystic type, solid type*に分類される
- 豊富な血流信号
- 通常, 膵管との交通はみられない

＊Solid typeは周囲にhaloを伴う境界明瞭な高エコー腫瘤として観察される(p168亜分類参照)。

50代女性。背部の疼痛と重苦しさを主訴に近医受診。

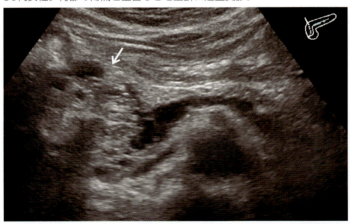

a 膵長軸像
膵頭部に境界明瞭な等〜高エコー結節を認める。88×62mm。辺縁に小嚢胞構造を伴っており, 中心部は高エコーにみられている。高エコー像内に微小嚢胞を認める。

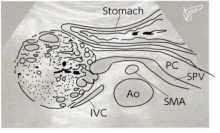

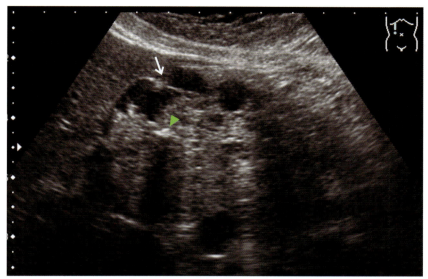
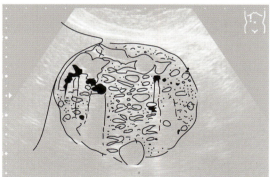

b 頭部膵短軸像
内部にはacoustic shadowを伴った高輝度エコーを認め，石灰化を伴っている。Microcystic typeのSCNを疑う。

膵臓 漿液性嚢胞腺腫② ── SCA (Microcystic type)

60代女性。

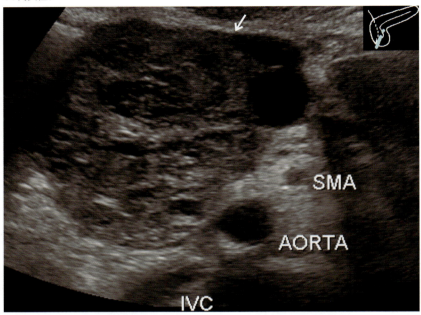

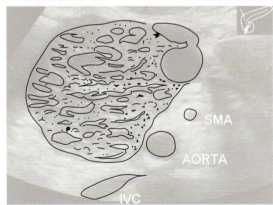

a
膵頭部に境界明瞭な腫瘤を認める。辺縁に大きめの嚢胞構造，中心部には小さめの嚢胞構造を多数伴っている。スポンジ様または蜂巣状を呈している。

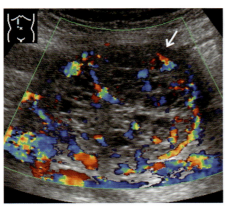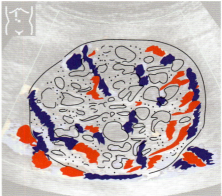

b カラードプラ
辺縁から内部に流入する豊富な血流信号を認める。

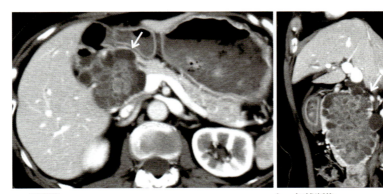

a 横断像　　　　　　　　　　　　　　b 矢状断像

造影CT
膵頭部に70×50×50mmの腫瘤あり（矢印）。内部には小嚢胞の集簇像を認める。一部に石灰化もあり。嚢胞間の間質部分が動脈早期相から濃染されている。主膵管は膵頭部にて背面に圧排されているようにみえる。

膵臓

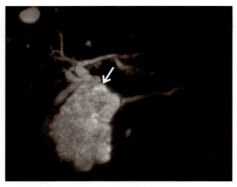

MRCP
膵頭部主体に70mm大の囊胞性腫瘤あり(矢印)。

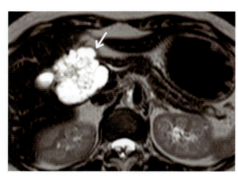

T2WI
腫瘍は門脈を圧排しており(矢印),今後腫瘍の増大に伴い,肝十二指腸間膜内の側副血行路が発達すると手術が困難となることが予想されることと,疼痛の症状があることから亜全胃温存膵頭十二指腸切除術(SSPPD)が施行された。

疾患概要

- 報告例の約80％が60歳以上と高齢者に多い。男女比は1：4で中年女性の膵体尾部に好発する。
- 通常は孤発性，von Hippel-Lindau（VHL）遺伝子異常症候群で多発する。被膜の薄い凸凹した類球形腫瘍で，基本的には壁の薄い径数mmまでの小嚢胞からなる多房性腫瘍であるが，その一部により大きな嚢胞腔を含む。
- 血管が豊富なため，隔壁は多血性（上皮下の間質には毛細血管が豊富）。
- 腫瘍中心部に石灰化を伴う星芒状瘢痕を伴うことあり。嚢胞と膵管の交通はみられないが，11％の症例で膵管拡張を呈する。
- 嚢胞内出血の頻度が高い。
- 内容は水様透明な液体。膵管との交通はない。
- 膵腺房中心細胞あるいは細膵管上皮から発生する，上皮は一層性の立方～扁平。細胞質にはグリコーゲンが豊富。
- 同様の腫瘍細胞が腺様，腺房状に増生し，肉眼的に充実性にみえるものもある（solid serous adenoma）。
- 辺縁の結合組織部分には血管形成が目立ち，さらに上皮直下には豊富な血管網（subepithelial capillary network）が存在する。
- ほとんど腺腫（serous cystadenoma：SCA）で，腺癌（serous cystadenocarcinoma：SCC）はまれ（0.2％）。確実な診断ができ，無症状ならば経過観察が可能。
- まれに，浸潤・転移症例が報告されており，画像診断による経過観察が必要である。
- 手術適応は，閉塞性黄疸，閉塞性膵炎，出血，門脈圧亢進症などの有症状例，ほかの嚢胞性腫瘍との鑑別困難例，経過中に増大傾向例である。
- 縮小手術が選択され，腫瘍を完全切除するが予防的リンパ節郭清は不要で，完全摘除できれば再発はない。

漿液性嚢胞腺腫の亜分類

肉眼的には以下の3つに分類
- **Microcystic type（glycogen rich type）**：最も多い（約60％）。まれに悪性あり。腫瘍全体が20mm以下の多数の小嚢胞からなる。
- **Macrocystic type**：まれ，腫瘍全体が大きな嚢胞から形成され，ときに隔壁を伴わない単房性の場合もある。
- **Solid type**：まれ，肉眼的に嚢胞部分を認めない。

鑑別となる腫瘍はmicrocystic type→ IPMN，macrocystic type→ MCN，solid type→ 内分泌腫瘍である。出血や内部変化を伴うSNとMCN・内分泌腫瘍との鑑別や，solid variantの認識が非常に重要になる。

漿液性嚢胞腺腫③ ──── SCA (Maicrocystic type)

膵臓

40代女性。

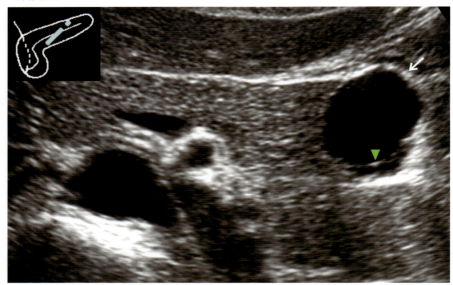

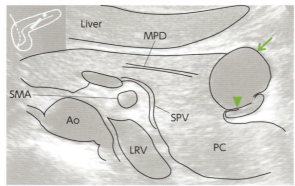

a
膵体部に25×23mm大の境界明瞭な囊胞性病変を認める（矢印）。内部に隔壁を伴っている（矢頭）。隆起性病変はみられない。

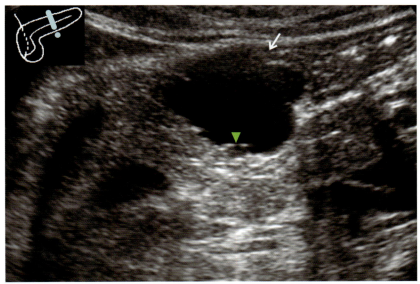
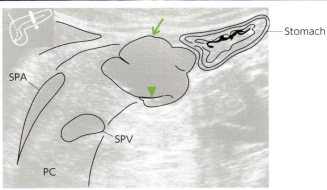

b 膵短軸走査
分葉状の嚢胞性病変として認識され（矢印），背面に隔壁（矢頭）を認める。

膵臓

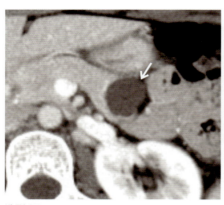

造影CT
膵体部に境界明瞭な囊胞性病変（矢印）。

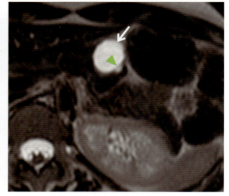

T2WI
膵体部に境界明瞭な囊胞性病変あり（矢印），隔壁を認める（矢頭）。明らかな膵管との交通なし。

2年前は18×17×14mm大であり，経過によりサイズの増大を認めたためIPMNまたはMCNが疑われ，体尾部切除が施行された。
術後標本造影では囊胞と膵管の交通はなし。入割時に漿液性の内容液の流出あり。

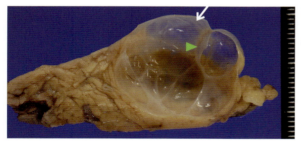

肉眼所見
固定後割面：境界明瞭で薄い被膜を有する多房性囊胞性病変（矢印）。隔壁あり（矢頭）。

組織所見（非掲載）
囊胞壁を裏打ちする上皮は立方状から扁平で核は類円形で異型・多形性に乏しく，細胞質は好酸性から淡明，壁肥厚，充実成分，壁在結節はなし。卵巣様間質はみられなかった。SCAと診断された。

漿液性嚢胞腺腫④ ——————————— SCA (Solid type)

70代男性。

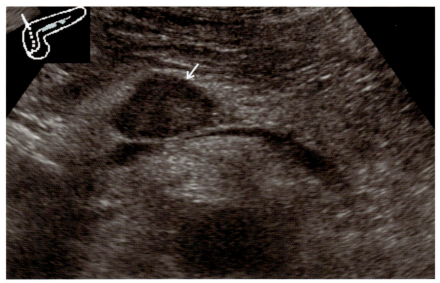

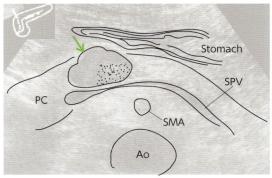

a
膵, 頭体移行部に境界明瞭なやや不整形の低エコーの充実性腫瘍を認める (矢印)。輪郭は比較的スムースで, 尾側主膵管の拡張はみられない。

膵臓

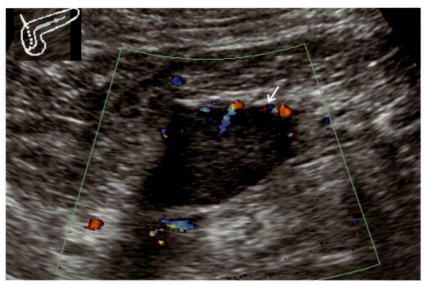

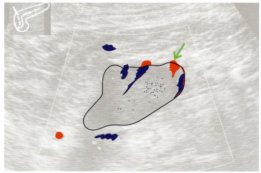

b　カラードプラ
辺縁に比較的豊富な血流信号を認める。

EUSでは腫瘍の後方エコーは増強していた。
EUS-FNAでは神経内分泌腫瘍や悪性を疑う所見なし，solid valiantのSCAと診断され，年1回の経過観察とされた。基本的には囊胞の集簇した腫瘍である。

粘液性嚢胞腫瘍① ── Mucinous cystic neoplasm (MCN)

US所見

- 夏みかんの輪切り様（cyst in cyst）
- 境界明瞭平滑な嚢胞性病変
- 厚い被膜や隔壁構造を有する
- 嚢胞の内部辺縁に小cystの構造を伴うことがある（cyst in cyst）
- 主膵管との連続性なく拡張はみられない
- 内部の充実性病変は悪性であることが示唆される

40代女性。

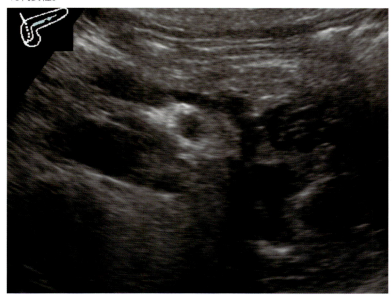

a
膵体尾部に境界明瞭な球形の嚢胞性腫瘍を認める。

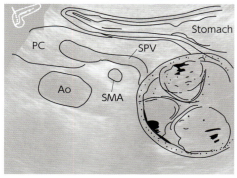

膵臓

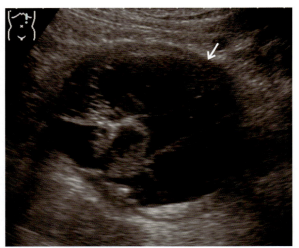

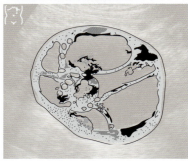

b
嚢胞性腫瘍の被膜は厚く，内部には厚い不整な隔壁も伴っている。夏みかんの輪切り様の形態を呈している。

膵体尾部切除検体

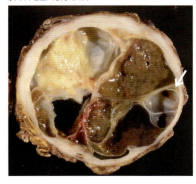

肉眼所見
円形で，厚い線維性共通被膜に包まれる多房性の腫瘍。内容液は粘液性と粘血性である。Cyst in cyst様の構造(矢印)もみられる。

組織所見(非掲載)
被覆上皮は粘液産生高円柱上皮であり，腺腫の所見であった。被膜や隔壁は厚く線維性で，上皮下に紡錘形の間葉系細胞が波状に配列する卵巣様間質を認めた。

粘液性囊胞腫瘍② ─────── MCN

40代女性。

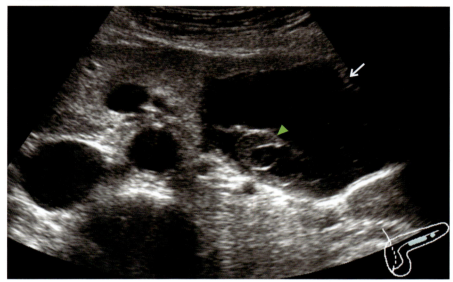

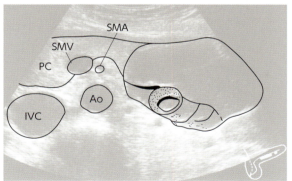

a
膵体尾部に55×52×46mm大の境界明瞭,平滑な囊胞性腫瘍を認める(矢印)。壁在に小cystを認め,cyst in cystの形態を呈している(矢頭)。充実性病変はみられない。

膵臓

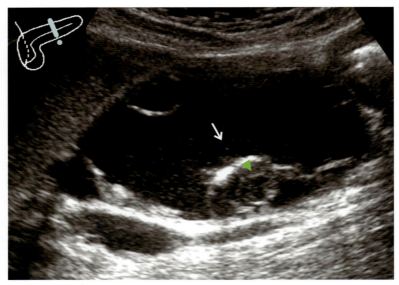

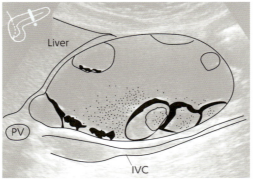

b 短軸像
内部に出血などを疑う点状の淡いエコー像の堆積を認める(矢印)。Cyst in cystの壁には石灰化を伴っている(矢頭)。

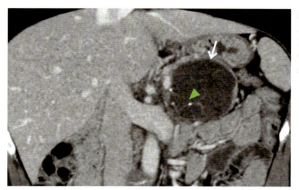

造影CT 冠状断像
膵尾部に60×51mmの囊胞性腫瘤を認める(矢印)。Cyst in cystの形態を呈している(矢頭)。壁の一部に石灰化を伴っている。

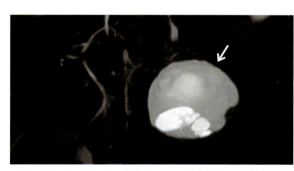

MRCP
膵体尾部に囊胞性腫瘤を認め、cyst in cystの形態であり、componentごとにT1強調像やT2強調像での信号強度が異なり、ステンドグラス様を呈している(矢印)。膵管拡張は認めない。

＊多房性MCNの場合、囊胞腔はそれぞれ独立した囊胞であるので(independent cyst)、囊胞間に交通はなく各囊胞腔の内容液の粘性の差がMRIで描出されることがある。
腫瘍と膵管との交通はないことが多いが、膵管造影で膵管と囊胞腔の交通を認めることもある。膵管拡張は認めない。

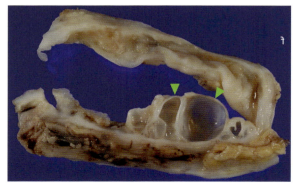

肉眼所見
固定後切除標本・境界明瞭な囊胞性病変。線維性壁内には小型のいわゆるcyst in cystの構造を呈する囊胞性病変を認める。

組織所見(非掲載)
囊胞壁の上皮下間質には類円形・紡錘形細胞の密な集簇を呈する卵巣型間質を認めた。Mucinous cystic neoplasm with low-grade dysplasiaであった。

膵臓

疾患概要

- 中年女性の膵尾部に好発する。男性の報告はきわめてまれ。
- 通常，厚い線維性被膜をもつ巨大球形の多房性腫瘍と定義される[1]。
- 病理学的には卵巣様間質（ovarian type stroma：OS）を伴うのが特徴である。
- MCNはIPMNと比べて悪性度が高く膵外浸潤もみられ，外科切除の対象とされる[2]。
- 中心部に大きな，辺縁に小さな腔を有する傾向。
- 内容は粘液性あるいは粘血性で，内面は平滑，顆粒状，出血びらん性である。
- 内腔に突出する隆起や嚢胞隔壁内の結節性病変は悪性所見を示唆する。
- 主膵管との交通は一般にないが，手術標本で膵管造影を行うと交通が証明されることがある。
- 被覆上皮は粘液性あるいは非粘液性高円柱上皮で，種々の程度の乳頭状増殖を示す。
- 病理組織学的に上皮異型の程度が上皮内癌に満たないものはMCAとし，粘液性嚢胞腺癌（MCC）ではほとんど乳頭構造，腺腔構造を示す腺癌。嚢胞腺癌に由来する浸潤癌は浸潤性粘液性嚢胞腺癌（invasive mucinous cystadenocarcinoma）として浸潤性膵管癌（通常型膵癌）に含める。

参考文献

1) 日本膵臓学会（編）：膵癌取扱い規約（第5版）．金原出版，2002．
2) 鈴木　裕，ほか：IPMT, MCTにおける全国症例調査の分析と現状における問題点．膵臓18：653-663，2003．

膵管内乳頭粘液性腫瘍①
Intraductal papillary mucinous neoplasm (IPMN)

US所見

- **ぶどうの房状，cyst by cyst**
- 境界明瞭な多房性の嚢胞性病変
- 主膵管との交通あり
- 内部に壁在結石を認める場合あり。腺腫以上ではmural nodule がみられることが多い
- 分枝型（BD-IPMN），主膵管型（MD-IPMN），混合型に分類される

60代女性。

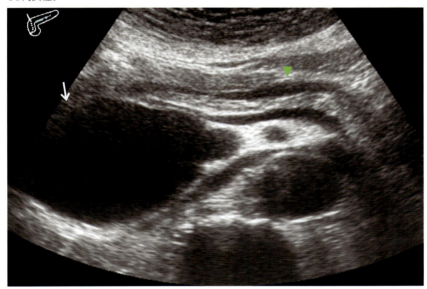

膵頭部に60mm大の境界明瞭表面平滑な多房性の嚢胞性病変を認める（矢印）。MPDは軽度拡張（矢頭）し，嚢胞性病変との連続性を認め，分枝型IPMNを疑う。嚢胞内に隔壁を認め，一部厚めだが，mural noduleを疑う明らかな乳頭状の隆起性病変はみられなかった。
体・尾部にも嚢胞性病変を複数認めた。

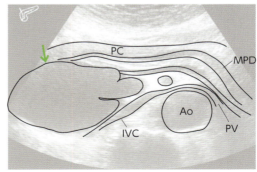

膵臓

悪性の疑診所見[1] Worrisome features

- 囊胞径 ≧30mm
- 造影される壁肥厚
- 主膵管径5〜9mm
- 造影効果のない壁在結節
- 尾側に閉塞性膵炎を疑う主膵管狭窄およびリンパ節腫大など

悪性の確診所見[1] High-risk stigmata

- 閉塞性黄疸を伴う膵頭部の囊胞性病変
- 造影される充実性成分
- 主膵管径≧10mm

疾患概要

- 高齢男性の膵頭部に好発する。
- 疾患頻度は高い。
- 膵管上皮から発生し，膵管内発育と粘液産生を特徴とし，粘液貯留による膵管拡張を認める膵管上皮系腫瘍。
- 画像診断あるいは組織学的に，主膵管型，分枝型，混合型に分類される。
- 主膵管型(MD-IPMN) は6mm以上の部分的，あるいはびまん性の拡張がほかに原因がなくてみられるものをいう。5〜9mmの拡張を悪性度についての疑診所見(worrisome features)とし，10mm以上の拡張を確診所見(high-risk stigmata)と規定されている[1]。
- 主膵管の拡張が目立つ場合は，粘液高産生性(with mucin-hypersecretion)とし，主膵管の拡張がないか，あっても軽度の場合は，粘液非高産生性(without mucin-hypersecretion)とされている。多くの分枝型は後者となる。腫瘍自身の肉眼形態には，限局性隆起性(ポリポイド，扁平隆起性)のものが多いが，びまん性平坦のものも存在する。
- 悪性度が低く発育速度は遅いため，経過観察が可能であるが，悪性化の所見があるものは手術治療の対象となる。

参考文献

1) 国際膵臓学会ワーキンググループ：IPMN/MCN国際診療ガイドライン・2012年版．医学書院，2012．

膵管内乳頭粘液性腫瘍② ———————————— IPMN

70代女性。

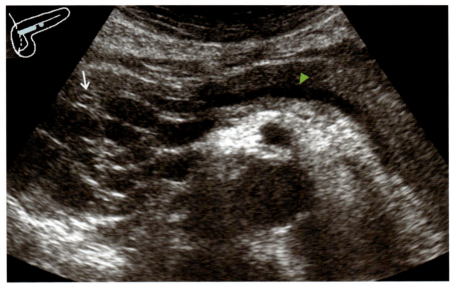

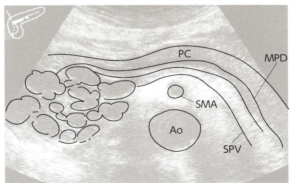

a
膵頭部に境界明瞭な68mm大の多房性嚢胞性病変を認める(矢印)。隔壁を伴っている。MPDは4.5mmと拡張(矢頭)しており,嚢胞性病変と連続性がみられた。

膵臓

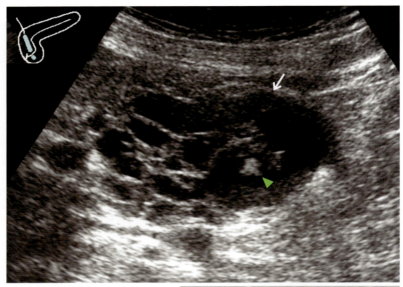

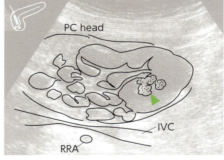

b
内部に6mm大のエコー像（矢頭）を認め，造影USにては内部に造影効果を認めた。Mural noduleを疑う所見であり，腺腫（IPMA）以上の病変が疑われた。

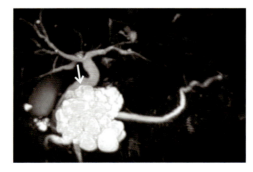

MRCP所見
膵頭部〜鉤部にかけて68mm大の多房性嚢胞性病変を認める。分枝型IPMNの所見。MPDは4.2mmと拡張している。

混合型膵管内乳頭粘液性腫瘍① —— IPMN

70代男性。

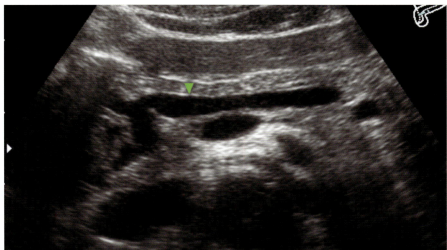

a
MPDは径7.2mmと拡張している（矢頭）。

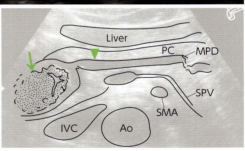

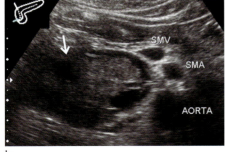

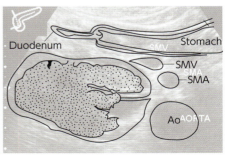

b
膵頭部に65×48mmの境界明瞭な多房性嚢胞性病変を認め，内部に不整形の充実性エコーを認める（**b**，**c**：矢印）。SMVを背面から圧排しているが明らかな浸潤所見はみられない（**c**）。

膵臓

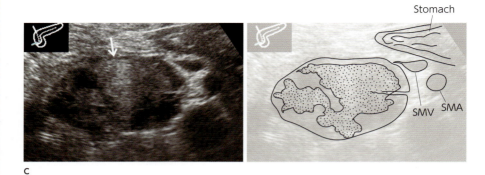

c

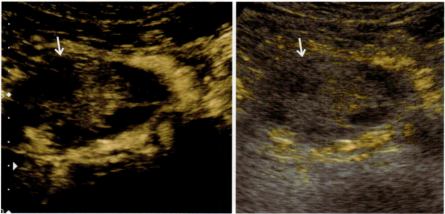

a 造影画像　　　　　　　　　　　　b モニター画像

造影US
隔壁と充実部分にはびまん性の造影効果を認め，その造影効果は比較的遷延していた（矢印）。混合型IPMN，adenoma以上を疑った。

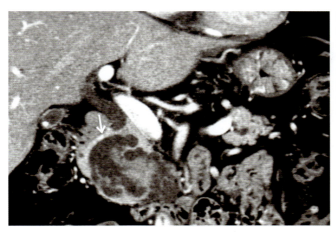

造影CT　冠状断像
主膵管全体の拡張がみられている。膵頭部に主膵管と連続する多房性嚢胞性病変を認める(矢印)。嚢胞内に結節性病変を認め浸潤癌の可能性もある。分枝型IPMN疑い。

亜全胃温存膵頭十二指腸切除術(SSPPD)検体

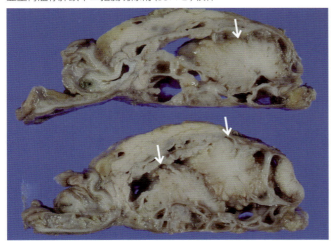

肉眼所見
滑面で膵頭部に多房性嚢胞性病変を認め、主膵管と連続する嚢胞性病変内に35×20mmの白色充実性腫瘤が乳頭状に増殖している(矢印)。

組織所見(非掲載)
分枝膵管を主座とした、粘液高産生性高乳頭状増殖を示すIPMN。核は小型で大小不同に乏しく、比較的基底側に位置している。軽度の異型像で大部分は胃腺窩上皮に類似しており、MUC1陰性、MUC2陰性、MUC5びまん性に陽性でgastric typeであった。
IPMAと診断された。

膵臓

混合型膵管内乳頭粘液性腫瘍② —— IPMN

60代男性。前医に主膵管拡張を指摘され，経過観察されていた。US，CTにて主膵管径の拡張傾向あり，ERCPにて主膵管内に腫瘍を指摘され，精査となった。

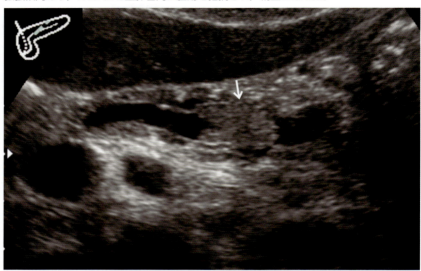

a

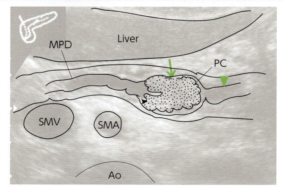

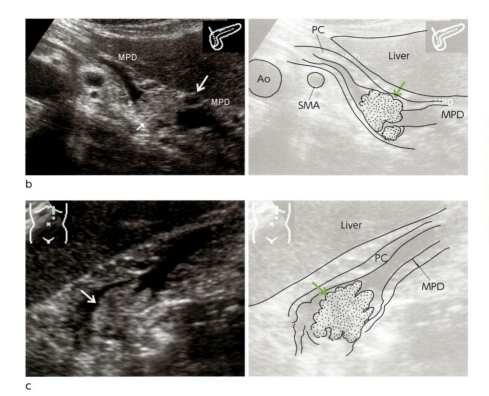

b

c

主膵管は体部にて径5mmとびまん性に拡張している。体尾部移行部にてMPDは径12mmと限局的に拡張し，内部に隆起する16mm大の乳頭状の充実性病変を認める（矢印）。尾側に分枝膵管の拡張も伴っている。乳頭状の充実性病変は周辺膵実質に浸潤する所見はみられない。病変尾側にて主膵管は数珠状に拡張している。病変は比較的限局しており，Vater乳頭側の主膵管内に壁肥厚や乳頭状の隆起性病変は指摘されない。

膵臓

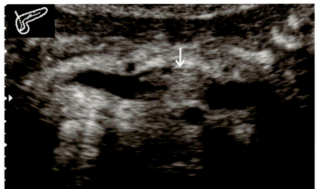

造影US
動脈相にて乳頭状病変内に流入するスポット状の豊富な造影効果を認め(矢印)、すぐに病変はびまん性に造影される。主膵管型IPMN, adenoma以上の病変を疑う。

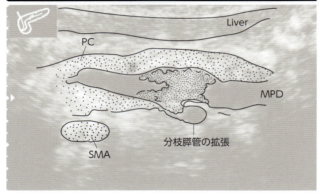

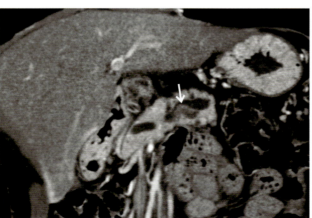

造影CT 冠状断像
主膵管全体の拡張を認める。膵体部主膵管内には13mm大の乳頭状発育の病変を認める(矢印)。

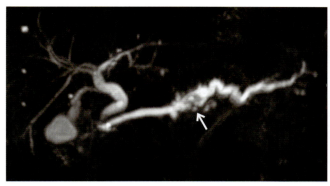

MRCP
主膵管は全体的に拡張しており，膵体部では主膵管は囊腫状に拡張し，主膵管内に13mm大の充実性病変を認める（矢印）。充実成分は脂肪抑制T2WIで筋より高信号を示している。主膵管型IPMNが疑われる。

膵体尾側膵切除術検体

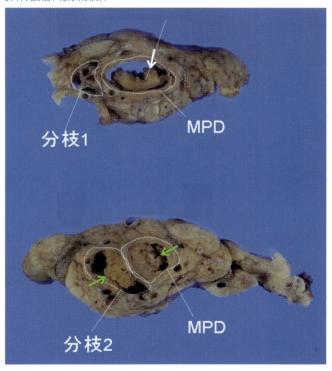

肉眼所見
割面にて膵体部の膵管内腔に16mm大の乳頭状の隆起性病変を認める。分枝2が合流する近傍に乳頭状腫瘍あり。

組織所見（非掲載）
膵管内乳頭粘液腺腫と診断された。病変は主膵管と分枝膵管にまたがって存在しており，混合型IPMNの所見であった。

膵臓

主膵管型膵管内乳頭粘液性腫瘍 —— IPMN

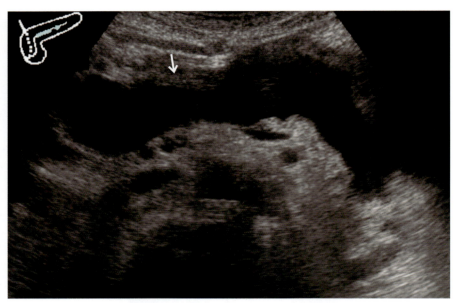

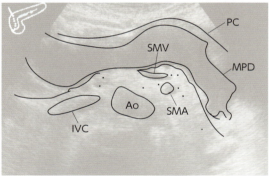

a
主膵管はびまん性に著明に拡張している（矢印）。

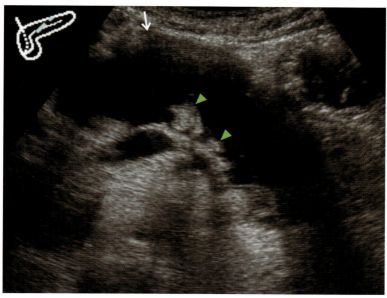

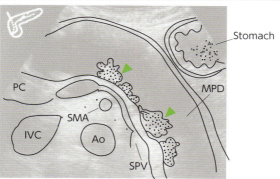

b
内部背面に結節を疑うエコー像を伴っている(矢頭)。

主膵管型膵管内乳頭粘液性腺癌
Intraductal papillary mucinous carcinoma (IPMC)

60代女性。甲状腺腫瘍経過観察中のCTにて膵頭部に囊胞性腫瘍を認め精査。

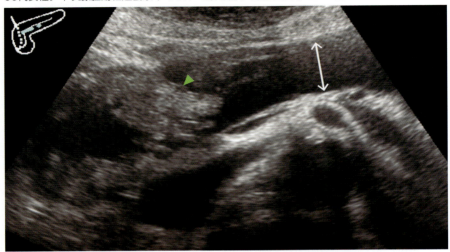

a

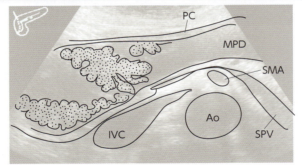

主膵管は頭部〜体部にて最大径27mmと著明に拡張している(両端矢印)(a, b)。頭部内に乳頭状に隆起する高エコー充実様病変を多数認める(矢頭)。最も丈の高い病変で23mm。充実性病変の膵管外へ浸潤する所見はみられない。拡張した主膵管はSPV〜SMVを一部圧排していたが、境界は明瞭で浸潤を疑う所見なし。膵内胆管の圧排も認めるが上流胆管の拡張なし。胃前庭部にも接しているが、境界は保たれており、瘻孔を疑う所見なし。

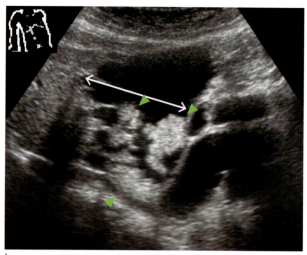

b

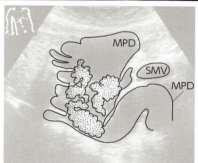

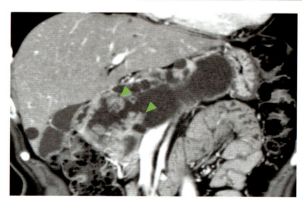

造影CT 冠状断像
膵頭部から体部にかけて主膵管は36mmと著明に拡張し，実質は菲薄化している。内腔に突出するように乳頭状の結節状構造（矢頭）が多発しており，主膵管型IPMNが疑われ，病変サイズが大きいので癌が疑われる。

膵臓

造影画像
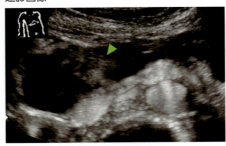

モニター画像
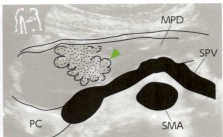

a 動脈相

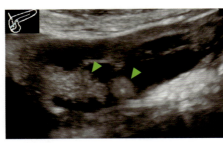

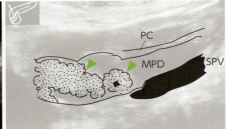

b 積算画像

造影US
結節内に流入するspotty〜diffuseな造影効果を認める(a)。内部にspottyで不均一な血管構築を認める(b)。
腫瘍径は大きく，乳頭状病変内部に造影効果を認め(矢頭)，IPMCとして矛盾しない所見であった。

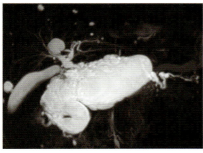
a

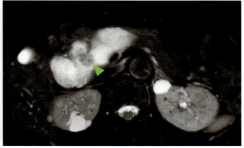
b　T2WI

MRCP
膵頭部から膵体部の主膵管の著明な拡張があり，周囲の分枝膵管も拡張している（a）。主膵管型IPMNを疑う。拡張している膵体部の主膵管内には内腔に突出する乳頭状腫瘍（矢頭）があり（b），腺癌の合併を疑う。

膵頭十二指腸切除検体

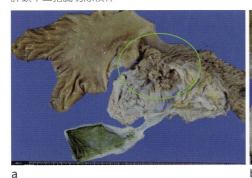
a　　　　　　　　　　　　　　　　　b

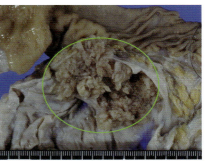
c

肉眼所見
主膵管内腔に60×30mmの乳頭状腫瘍（円囲い）を認める（a, b：拡大像，c：滑面像）。

組織所見（非掲載）
細胞の核は腫大，核小体も目立ち，極性も不規則，胞体は淡明から好酸性を呈する。IPMCと診断された。

浸潤性膵管癌①
Pancreatic invasive ductal carcinoma (IDC)

膵臓

US所見

- 境界やや不明瞭〜輪郭不整
- 低エコー充実性結節
- 尾側主膵管の拡張
- 乏血性
- 周辺組織への浸潤傾向強い

70代男性。

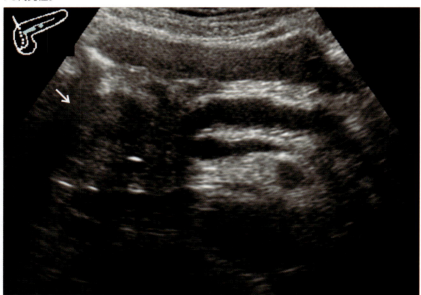

境界やや不明瞭，輪郭不整，低エコーで内部はやや不均一。尾側の主膵管は腫瘍部（矢印）にて途絶し，尾部側の数珠状拡張を認める。通常型（管状腺癌）膵癌を疑う所見である。

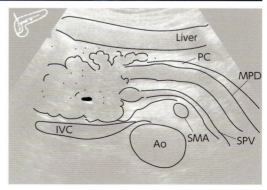

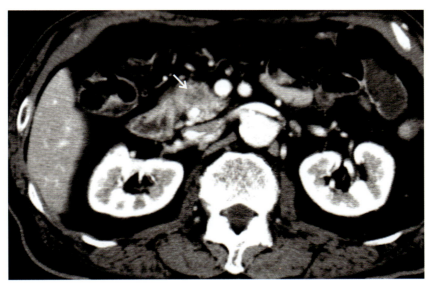

Dynamic CT
膵頭部に造影効果不良な腫瘍を認める。

浸潤性膵管癌の分類[1]

間質浸潤を伴う癌腫で，膵管類似の腺腔形成や膵管上皮への分化がみられるもの。多彩な組織形態を示すが，優勢像をもって下記のように分類される。

a) 腺癌 Adenocarcinoma
　　高分化型 Well differentiated type
　　中分化型 Moderately differentiated type
　　低分化型 Poorly differentiated type
b) 腺扁平上皮癌 Adenosquamous carcinoma
c) 粘液癌 Mucinous carcinoma
d) 退形成癌 Anaplastic carcinoma

1) 日本膵臓学会：膵癌取扱い規約（第7版）．金原出版，2016．

浸潤性膵管癌② ―― IDC (TS1, T1)

50代男性。人間ドックにてAMY 1,066U/Lと高値を指摘され，MRCPにて膵体部の主膵管狭窄と尾側膵管の拡張を指摘，膵癌疑い精査。

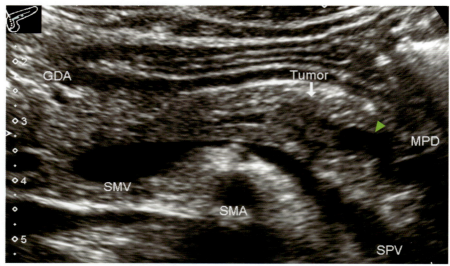

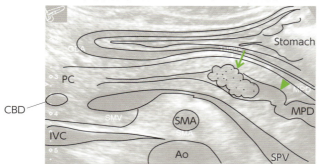

膵体部に境界不明瞭な13mm大の低エコー腫瘤を認める(矢印)。内部エコーは軽度不均一。
腫瘤部にて尾側の主膵管は途絶し，径4.5mmと拡張している(矢頭)。
Pc ca, Pb, TS1, CH0, DU0, S0, RP0, PV0, A0, PL0, T1, N0, H0, Stage I （膵癌取扱い規約第7版）膵管癌を疑った。

EUS-FNAにてadenocarcinomaであり，膵体尾部切除が施行された。

疾患概要

- 膵癌患者の4〜8％は家族歴に膵癌があり[1〜4]，対照群に比べ13倍と高率である[1]。
- 腺癌は膵の悪性腫瘍の95％を占める最も頻度の高い腫瘍。膵管上皮に由来，通常型膵癌ともよばれる。
- 特殊型（腺扁平上皮癌，退形成膵管癌など）の頻度はまれ。
- 膵管上皮から発生するため高率に尾側膵管の拡張を伴う。20mm以下の小さな膵癌では正常型や局所腫大型が多く腫瘍径が40mmを超えるとほとんどが局所の腫大像として描出される。

参考文献

1) DiMagno EP, et a：AGA technical review on the epidemiology, diagnosis, and treatment of pancreatic ductal adenocarcinoma. American Gastroenterological Association. Gastroenterology 117：1464-1484, 1999.
2) Gullo L, et a：Italian Pancreatic Cancer Study Group：Coffee and cancer of the pancreas：an Italian multicenter study. Pancreas 11：223-229, 1995.
3) 日本膵臓学会膵癌登録委員会：膵癌登録報告2007．膵臓 22：e1-e94, 2007.
4) 江川新一，ほか：膵癌登録症例からみた膵癌のリスクファクター．肝胆膵 48：547-554, 2004.

浸潤性膵管癌③ ―――― IDC (TS1)

40代女性。

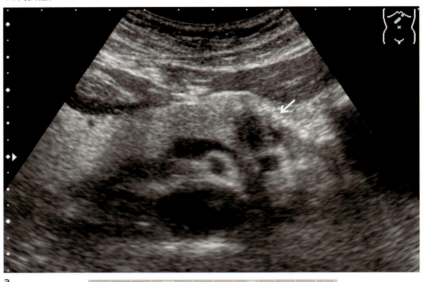

a

膵体部に境界明瞭粗造な15mm大の低エコー充実性結節を認める（a, b：矢印）。尾側主膵管の拡張を伴っている（c：矢頭）。本症例のように腫瘍の大きさ（tumor size）20mm以下の腫瘍をTS1と規定している。

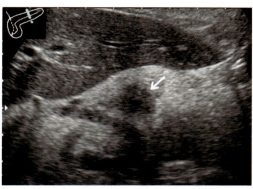
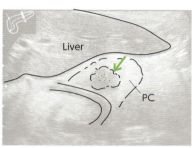

b

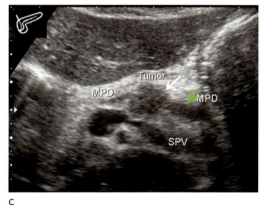
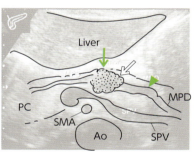

c
膵前方組織へのわずかな浸潤が疑われ，S1, T3とした。

膵体尾部切除が施行され，膵前方組織への浸潤が確認された。

| 膵臓 | ## 浸潤性膵管癌④（鉤部癌） ―――― IDC (TS1, T3) |

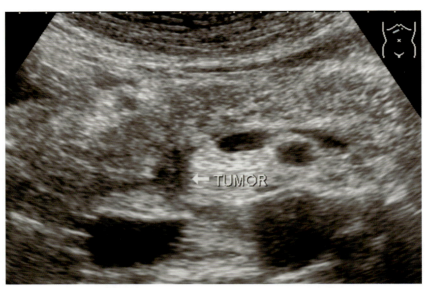

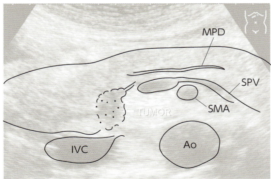

膵鉤部に12mmの境界明瞭な低エコー腫瘤を認める（矢印）。膵癌として矛盾しない所見である。尾側の主膵管の拡張はみられていない。腫瘤は膵後方組織への進展を認め，後方組織浸潤（RP）を疑った。

亜全胃温存膵頭十二指腸切除術（SSPPD）後検体

肉眼所見
割面では白色調の境界不明瞭な腫瘍を認める（円囲い）。

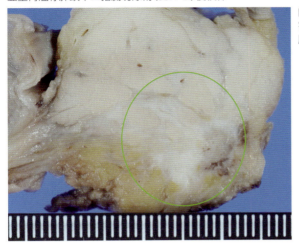

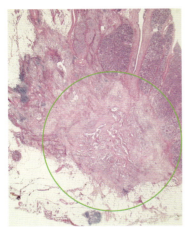

a

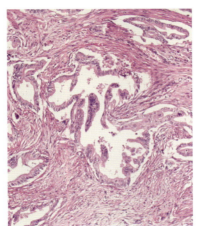

b　拡大像

組織所見（HE染色）
膵管癌（a：円囲い）の診断で，後方組織への浸潤（b）を伴っており，リンパ節転移も認めたため，進行度はPC ca, Ph, TS1, CH0, DU0, S0, RP1, A0, PV0, PL0, T3, N1, Stage ⅡB（膵癌取扱い規約，第7版）と診断された。

浸潤性膵管癌⑤ ─────── IDC (S1, RP1)

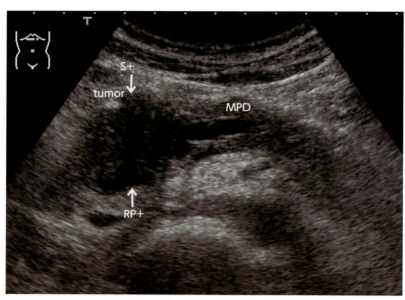

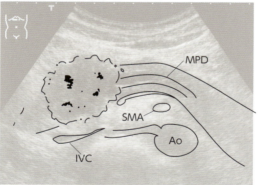

膵頭部に輪郭不整な充実性の低エコー結節を認める（矢印）。結節尾側主膵管の拡張を認める。

浸潤性膵管癌⑥ ──────────── IDC (S1, RP1)

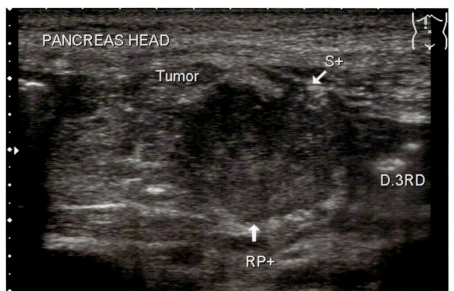

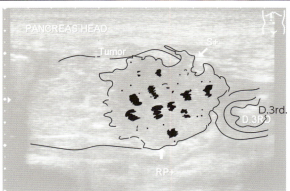

腫瘍は膵被膜を越え膵前方組織(線維性結合組織,脂肪組織など)および後方組織(線維性結合組織,脂肪組織など)への進展を認める (S1, RP1)。

浸潤性膵管癌⑦（脾静脈浸潤）- IDC (PVsp1)

膵臓

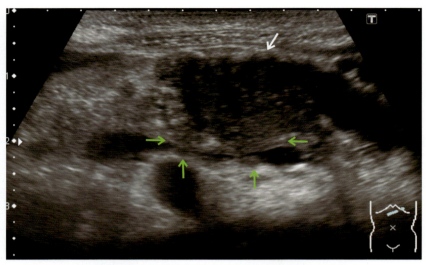

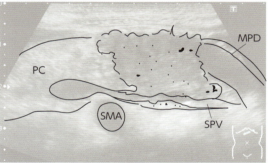

膵体部に輪郭不整な低エコー充実性結節を認める（白矢印）。尾側主膵管の拡張を伴っている。膵癌の所見である。腫瘍は背面の脾静脈に浸潤し、内腔の狭小化を認めている（緑矢印）。脾静脈浸潤（PVsp1）の所見である。

浸潤性膵管癌⑧(動脈浸潤,周囲神経叢浸潤)

―― IDC (A1, PL1)

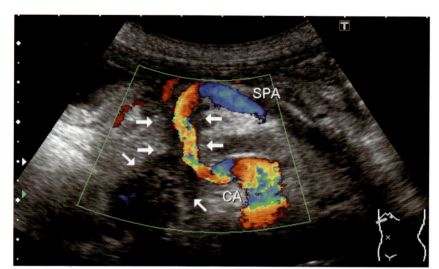

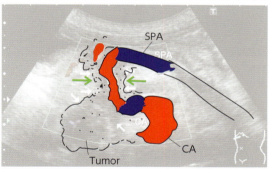

膵頸部の低エコー腫瘍から連続して,腹腔動脈〜脾動脈周囲を取り囲む低エコー病変を認める(PLce1, spa1)(矢印)。腹腔動脈と脾動脈根部の軽度の内腔狭小化を認め,動脈浸潤も否定できない(Ace1, sp1)。

膵臓

浸潤性膵管癌⑨ （上腸間膜動脈神経叢浸潤）—— PL（PLsma1）

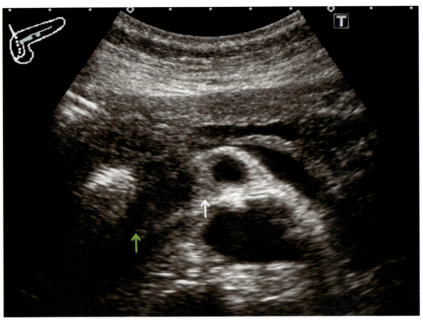

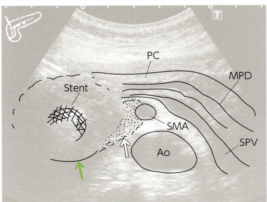

膵頭部に低エコー充実性腫瘍を認める（緑矢印）。胆管を狭窄しているため胆管内にステントが留置されている。腫瘍からSMA周囲に連続し，半周性に取り囲む一段淡い低エコー病変を認める（白矢印）。SMA周囲神経叢浸潤を疑う所見である[1]。

参考文献

1) 工藤悠輔，ほか：体外式超音波検査による膵管癌の上腸間膜動脈周囲神経叢浸潤の診断能の検討．超音波検査技術 38：359-367, 2013.

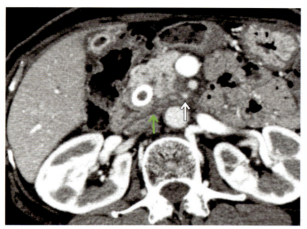

CT
SMA周辺に低濃度域を認める（白矢印）。腫瘍（緑矢印）。

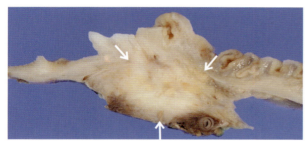

肉眼所見
割面にて境界不明瞭な白色腫瘍を認めている（矢印）。

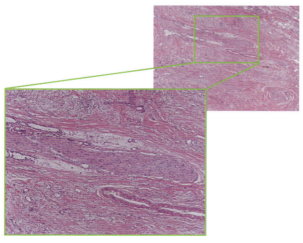

組織所見（HE染色）
上腸間膜動脈神経叢内に腫瘍細胞の浸潤を認めている。

膵臓

浸潤性膵管癌⑩（退形成癌）
IDC (Anaplastic carcinoma)

US所見

- 境界明瞭で低エコーの充実性腫瘤
- 通常型に比較し，比較的血流豊富な腫瘍が多い。

60代女性。

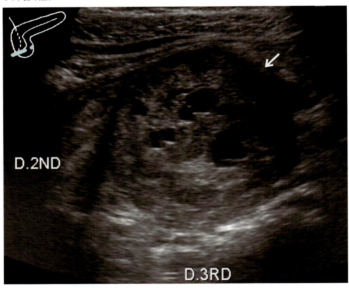

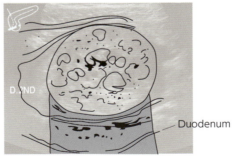

a
主膵管は著明に拡張し（画像内には非表示），8.7mm。頭部にて途絶しており，同部位に境界明瞭な等〜高エコー充実性結節を認める（矢印）。44×42mm。内部性状は不均一でcysticな領域を伴っている。後方エコーは軽度増強している。総胆管は腫瘍部にて途絶し，その上部は著明に拡張している。十二指腸2nd〜3rd portionは腫瘍と接しているが，内腔への突出はみられない。

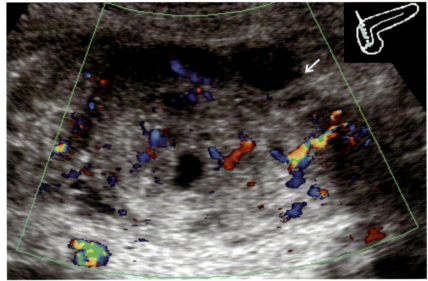

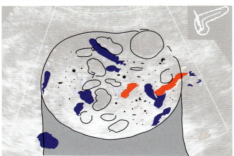

b　カラードプラ
内部に豊富な線状の血流信号を認める。

膵臓

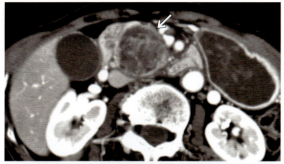

Dynamic CT
膵頭部のgroove領域に38×36mmほどの腫瘤性病変がみられる。内部は動脈優位相での増強効果は乏しく、漸増型の増強効果を示す。辺縁部には被膜様の増強効果がみられている。病変は十二指腸の2nd〜3rd portionに接している。腸管内腔への突出する所見なし。IVCやSMVを圧排している。腫瘤による圧排により胆道系、主膵管の拡張が認められる。

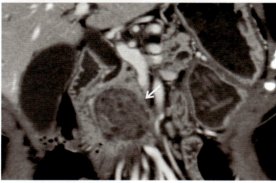

EUS-FNAにて腫大した核を有する腫瘍細胞が腺腔構造を呈して増殖するtublar adenocarcinomaの像と、腫大した核を有する異型細胞が腺腔構造に乏しく増殖するsarcomatousな成分が混在しており、anaplastic carcinomaが疑われた。
多発肝転移を認めたため、全身化学療法が施行されたが約半年後に原病死となった。

疾患概要

- 膵癌のなかでも比較的まれで、2003年日本膵臓学会膵癌登録20年においても11,829例中19例(0.16％)[1]。細胞形態により巨細胞型(giant cell type)、多形細胞型(pleomorphic type)、紡錘細胞型(spindle cell type)に分けられ、巨細胞型のうち巨大貪食細胞あるいは破骨細胞に類似の巨細胞が目立つものは破骨細胞型(giant cell carcinoma of osteoclastoid type)として分類される。男性に多く、各型とも腫瘍径が大きい。
- 予後は不良。

参考文献

1) 日本膵臓学会膵癌登録委員会：日本膵臓学会膵癌登録20年間の総括．膵臓 18：101-169，2003．

浸潤性膵管癌⑪（退形成癌）
IDC (Anaplastic carcinoma)

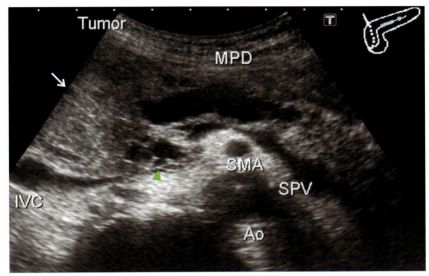

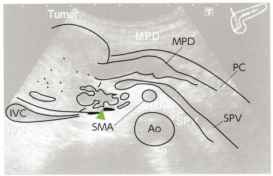

膵頭部に境界明瞭なやや低エコーの充実性結節を認める。尾側主膵管，下頭枝の拡張を認める（矢頭）。

膵臓

浸潤性膵管癌⑫（退形成癌）
　　　　　　　　　　　　　　　　IDC (Anaplastic carcinoma)

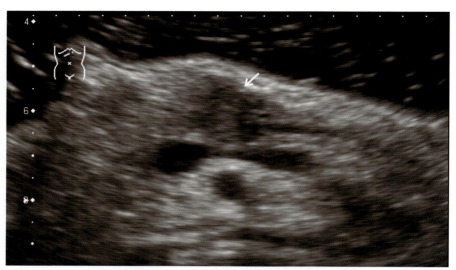

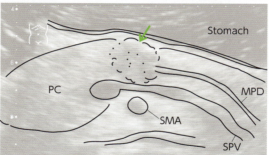

膵体部に境界明瞭な低エコーの充実性腫瘤を認める（矢印）。尾側主膵管の拡張を伴っているが，軽度である。

腺房細胞癌 ── Acinar cell neoplasm, Acinar cell carcinoma

US所見

- 輪郭明瞭，平滑，内部は軽度不均一。
- 膨張性発育の形態を呈し，しばしば静脈内に進展し腫瘍栓を形成する。
- 多血性である。

80代男性。

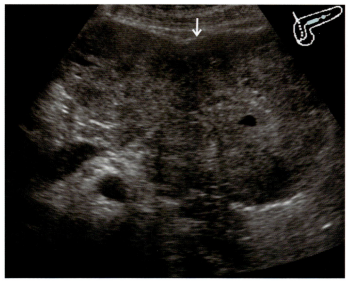

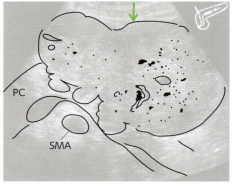

a
膵体部に境界明瞭な充実性結節を認める（矢印）。92×70mm。内部エコーは不均一で小cysticな構造を認める。ドプラにては内部にspottyで豊富な血流信号を認めた。

膵臓

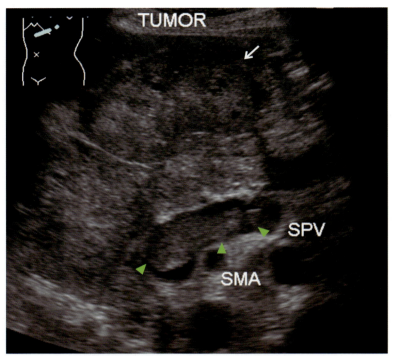

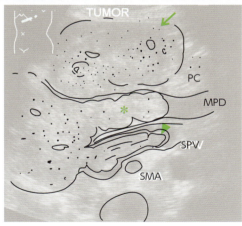

b
腫瘍は主膵管内にも連続して進展しており，主膵管内腫瘍栓の所見（＊）。また腫瘍から連続してSPV内部に突出するエコー像（矢頭）を認め，腫瘍栓の所見。

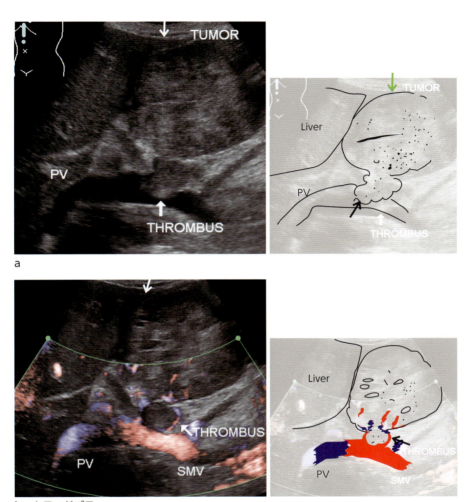

a

b　カラードプラ

腫瘍から連続して，門脈内に腫瘍栓(矢印)を形成している(a，b)。

膵臓

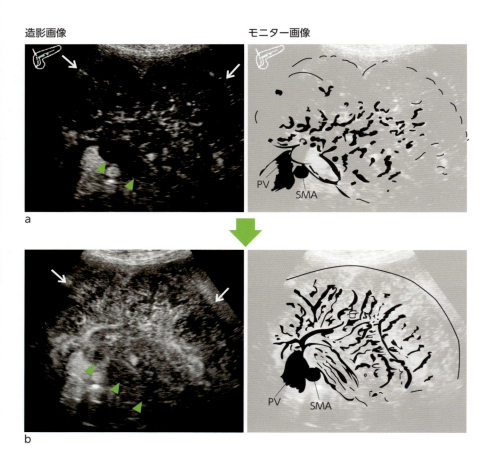

造影US（積算画像）
腫瘍内に流入する策状の血管構築とそこから分岐する細い屈曲蛇行した豊富な血管構築を認める（矢印）。腫瘍栓内部にも豊富な血管構築がみられている（矢頭）。

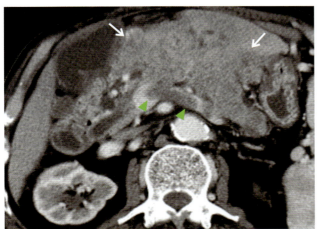

造影CT
膵体部から腹側に突出する腫瘤性病変を認める(矢印)。内部は不均一で増強効果に乏しい部分を有し出血や壊死が考えられる。腫瘍と連続して脾静脈内から門脈内に腫瘍栓を認める(矢頭)。

EUS-FNAにて腫瘍は小型腺房構造，篩状構造が目立ち，α1-AT+，α1-ACT(foc+)，CEA(very foc+)，chrmogranin(-)，CD56(-)であり，acinar cell carcinomaの診断となった。年齢，全身(PS)の状態からbest supportive care(BSC)の方針となり1週間後に血圧低下となり死亡した。

疾患概要

- 膵腺房細胞への分化を示す悪性膵外分泌腫瘍。
- 膵に発生する腫瘍の0.5%を占める比較的まれな腫瘍。
- 中〜高齢の男性に好発する。
- 通常の浸潤性膵管癌と異なり，<u>膨張性発育</u>と被膜形成をし，周囲に浸潤しにくい。内部出血や壊死を伴うことが多い。腫瘍径が大きいものでは膵組織や周囲臓器，静脈や主膵管内に進展し，<u>腫瘍栓</u>を形成する。
- 通常膵実質の辺縁に発生し，その半分が膵頭部に発生する[1]。膵管や胆管の変化は軽度であり，膵管癌と比較し，黄疸の発症率が低いとされる[2,3]。そのため，体重減少などの不定愁訴しか呈さず，発見時，大きな腫瘍径であることが多い[1]。

参考文献

1) Klimstra DS, et al：Acinar cell carcinoma of pancreas. A clinicopathologic study of 28 cases. Am J Surg Pathol 16：815-837, 1992.
2) 中澤三郎，ほか：画像診断と小膵癌の発見率．日臨 44：1774-1779, 1986.
3) 麻生　暁，ほか：膵仮性嚢胞との鑑別に苦慮しEUS-FNAが診断に有用であった膵腺房細胞癌の1例．Gastroenterol Endosc 55：1494-1501, 2013.

神経内分泌腫瘍① — Neuroendocrine neoplasm (NEN)

膵臓

US所見

- 境界明瞭，平滑。ときにlateral shadowを伴う。
- 20mm前後の小腫瘍では内部は比較的均一な低エコー，大きくなれば不均一になり斑状エコーや囊胞像を呈する。
- 尾側膵管の拡張はみられないが，軽度の平滑拡張をみる(膵管は圧排性の変化をみる)。
- 腫瘍血管に富むことが多く，ドプラ法や造影エコーで血流信号造影効果が豊富に検出される。

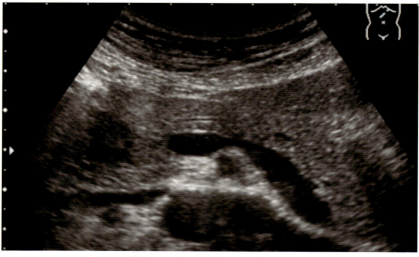

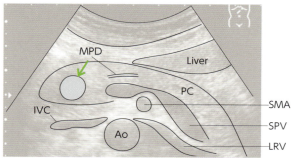

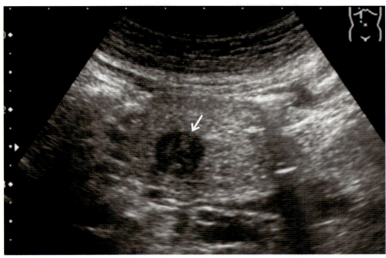

膵頭部に球形，14×13×13mm大の境界明瞭，平滑な低エコーの充実性結節（矢印）。内部性状は均一。

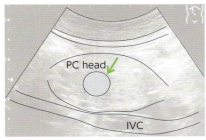

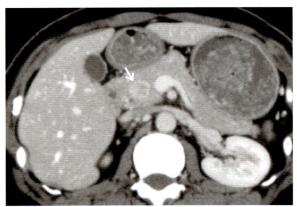

造影CT 後期動脈相
膵頭部に強く増強される腫瘍を認める（矢印）。

膵臓 ## 神経内分泌腫瘍② ───NEN

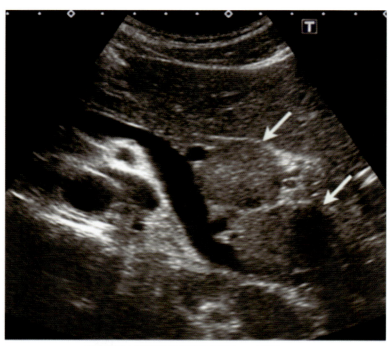

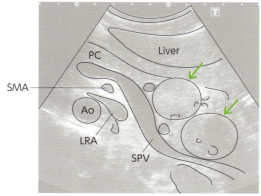

a
膵尾部に境界明瞭，平滑な球形に近い形状のやや低エコーの充実性結節が多発している(矢印)。

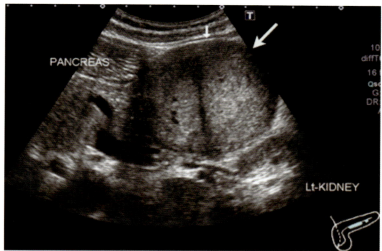

b
最大結節サイズ53mm大（矢印）で内部性状は比較的均一で所々に小さな液状領域を伴っている。膵実質から突出しているが周辺組織，脈管への浸潤はみられない。

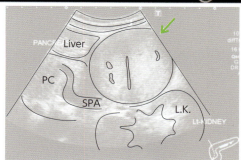

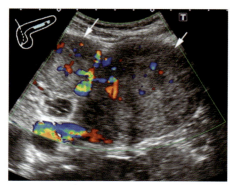
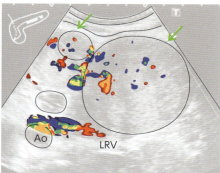

c　カラードプラ
結節辺縁と内部に比較的豊富な血流信号を認める。

膵臓

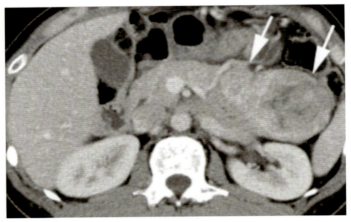

造影CT
膵尾部に境界明瞭な腫瘤が多発している(矢印)。内部は正常膵実質より強く,不均一に増強されている。

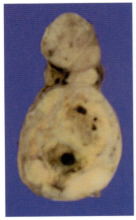

肉眼所見
境界明瞭な一部出血壊死を伴う白色〜灰白色〜黄色調の腫瘤を認める。

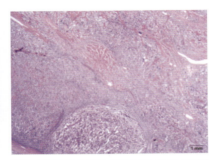

組織所見(HE染色)
a ×10
腫瘍は多結節性に増殖し,硝子化間質の介在が多い部分と少ない部分からなっている。

b ×100
硝子化間質少ない部分:血管の介在が明瞭で多い。Ki-67標識率11.3%,核分裂像は7個/10HPFでありNET,G2であった。

疾患概要

- 比較的まれな腫瘍で進行も緩徐。全生存率は33%（5年）であり，外科的切除が効果的治療である。
- 60%以上が消化管NENであり，膵NENは3.6%[1]。
- 2010年のWHO分類において腫瘍増殖能の指標となるKi67指数，核分裂像数に基づいてneuroendocrine tumor［NET：Grade 1 (G1)とGrade 2 (G2)に細分類］とneuroendocrine carcinoma (NEC)に分類されている[2]。NECは全体の3.2%と報告されている。
- 非機能性NENは47.7%，機能性NENは49.8%を占めており[3]，頻度の多い順にインスリノーマ，ガストリノーマ，グルカゴノーマ，ソマトスタチノーマ，VIP (vasoactive intestinal peptide)オーマなどがある。

参考文献

1) Modlin IM, et al：A 5-decade analysis of 13,715 carcinoid tumors. Cancer 97：934-959, 2003.
2) WHO classification of Tumors of the Digestive System. Fouth Edition.
3) Ito T, et al：Neuroendocrine Tumor Workshop of Japan：Preliminary results of a Japanese nationidesurvey of neuroendocrine gastrointestinal tumors. J Gastroenterol 42：497-500, 2007.

| 膵臓 | 神経内分泌腫瘍③ ―――― NEN |

60代女性。

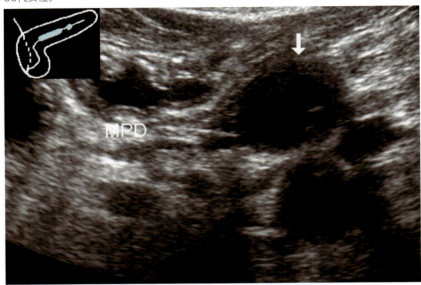

a

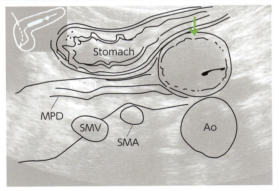

膵体部に31mm大の境界明瞭な単房性の囊胞性病変を認める（矢印）。

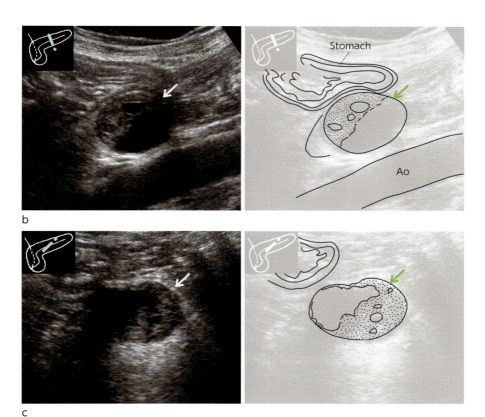

b

c

後方エコーは増強している(**b**)。MPDに近接している。内部の頭側に充実性病変を認め,充実性病変内には小cystic構造を伴っている(**b, c**:矢印)。

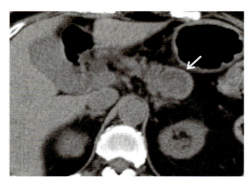

単純CT

膵体部に水のdensityを示す領域と軟部腫瘤濃度を示す領域が混在しており,周囲には被膜様構造,もしくは圧排された膵実質と思われる軟部組織を認める(矢印)。膵頭部にも嚢胞性病変を認める。

膵臓

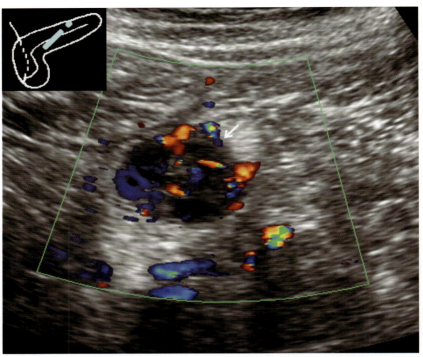

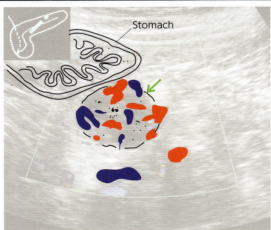

d　カラードプラ
豊富な血流信号を認める。頭部側に複数の囊胞性領域を認めた。

造影画像　　　　　　　　　モニター画像

a 動脈相

b 静脈相

c 積算画像

造影US
厚い囊胞壁，充実部分に強い造影効果を認める(矢印)。

膵臓

MRI
膵体部に嚢胞性病変を認め，壁在結節を伴っている(矢印)。単房性であり，嚢胞内容はT1WIで低信号(a)，T2WIで高信号で水に近い信号である(b)。頭部や尾部にも嚢胞性病変を認める。

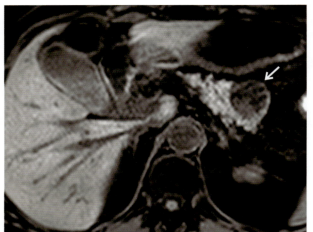

a T1WI

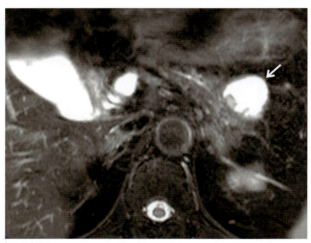

b T2WI

いずれの画像診断でもMCNまたはIPMCを疑ったがNENであった。多血性部分を伴った嚢胞性病変の際には嚢胞変性を伴うNENを鑑別に挙げる必要がある。

膵体尾部切除検体

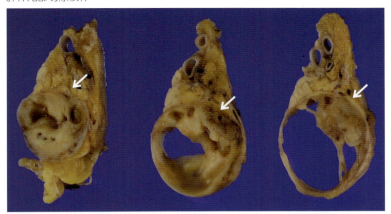

肉眼所見
30×26mm大の囊胞性病変を認める(矢印)。囊胞内からは漿液性の液体が流出した。囊胞性病変内には褐色調から黄色を呈する充実性の隆起がみられ，充実部内に小囊胞構造が散見される。

組織所見(非掲載)
囊胞の最外層は厚い線維性被膜に覆われ，豊富な細血管の介在を伴い，腫瘍細胞が胞巣状，索状に増殖する類器官構造を呈していた。囊胞形成を伴うNEN，G2と診断された。

充実性偽乳頭状腫瘍①
Solid-pseudopapillary neoplasm (SPN)

膵臓

US所見

- 境界明瞭，輪郭平滑
- 多くは球形
- 等～低エコー
- 内部に不整形の囊胞成分と充実成分が混在
- 石灰化を伴う場合あり
- 尾側膵管の拡張はみられない
- 血流信号は乏しい

腫瘍が小さい場合には混合パターンを呈さず，低エコーとなる．典型例は卵殻状石灰化を呈する．圧排性変化により主膵管の軽度平滑拡張を認める場合もある．

30代女性．5年前に膵尾部に40mm大の囊胞性腫瘤を指摘され精査にてMCNまたはSPNが疑われた．2カ月前から左上腹部痛出現し，再精査．

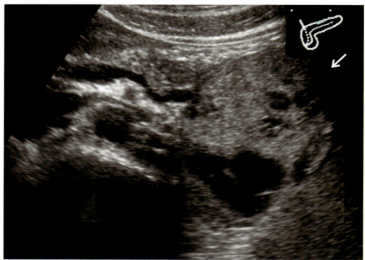

a

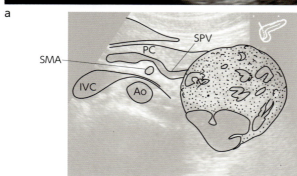

膵尾部に66mm大の境界明瞭平滑な囊胞性腫瘤を認める(a, b：矢印)。内部や辺縁に充実性のエコー像を伴っている。周囲組織との境界は保たれており，脈管や周囲組織への浸潤傾向はない。

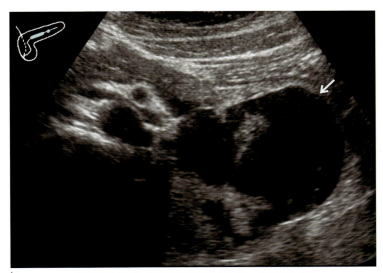

b

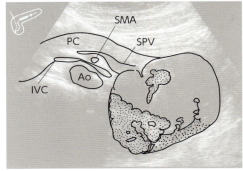

膵臓

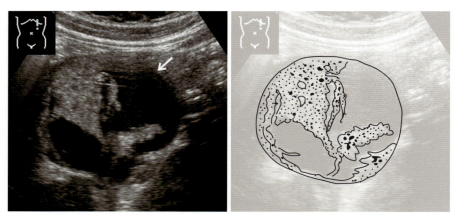

c
頭尾部方向の断面では内部は混合パターンを呈している(矢印)。

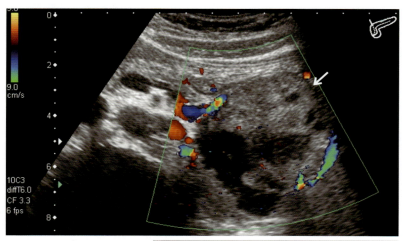

d カラードプラ
周辺に血流信号を認めるが,内部にはほとんどみられない。

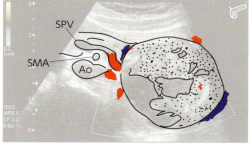

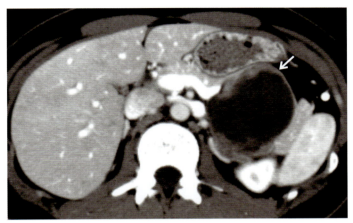

CT
膵尾部後面から後方に突出する腫瘤性病変が認められる(矢印)。内部には囊胞構造と充実成分が混在している。造影では充実部分に軽度の造影効果を認めるが、強い濃染はみられない。

経過にて増大しており、腹腔鏡下膵体尾部、脾臓、左副腎切除術が施行された。
膵体尾部切除検体

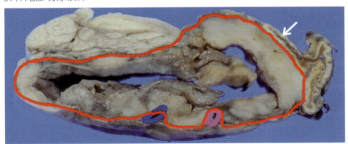

肉眼所見
膵尾部頭側に囊胞と白色充実性病変が認められる(矢印、赤囲み)。組織診断にてSPNと診断された。

疾患概要

- 若年女性の尾部に好発する比較的まれな腫瘍で男性例は10%以下とされ、女性ホルモンとの関連性も示唆されている。
- 肉眼的には厚い線維性被膜を有する結節性腫瘍で、割面では充実部と出血壊死を伴った囊胞を形成するのが特徴である。
- 組織学的には比較的小型、類円形の好酸性細胞が充実性および偽乳頭状〜腺管状構造を示しており、間質には毛細血管が豊富である。

充実性偽乳頭状腫瘍② ——————— SPN

膵臓

10代女性。右側腹部痛を主訴に前医受診。CTで膵頭部に40mm大の腫瘤性病変を認め，精査目的に当施設紹介。

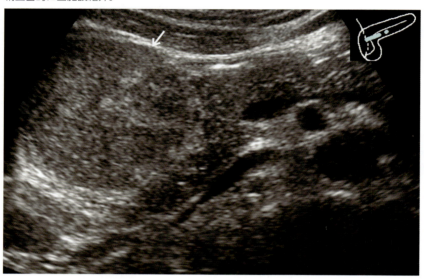

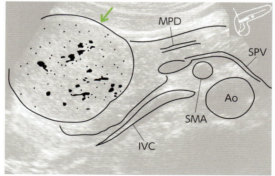

a
膵頭部やや右側に45×40mm大の境界明瞭な等〜やや低エコーの腫瘤を認める(矢印)。内部のエコーレベルはやや不均一で足側には囊胞構造(矢頭)を伴っている。石灰化はみられない。カラードプラ(非掲載)にては内部に血流信号はみられない。周辺組織との境界は明瞭に保たれており，浸潤所見はみられなかった。

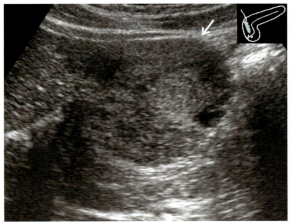

b

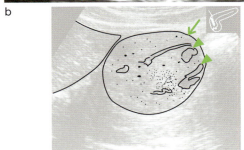

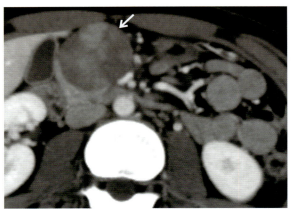

造影CT
膵頭部に40mm大の腫瘍性病変を認め，境界明瞭，内部は不均一に造影される(矢印)。主膵管の拡張なし。

膵臓

造影画像 　　　　　　　　　モニター画像

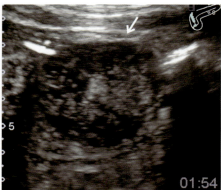
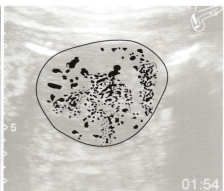

a　積算画像 縦断像

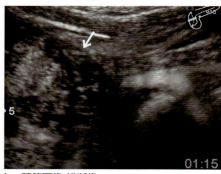
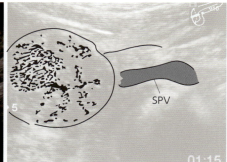

b　積算画像 横断像

造影US
動脈相にて内部に流入するまだらな造影効果を認め，内部は不均一に造影された．静脈相にて内部の造影効果は速やかに減弱していた．積算画像にてはスポット状～蛇行した不均一な血管構築を認める（矢印）．

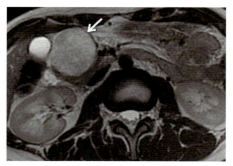

T2WI
T1WI低信号，T2WI高信号で境界明瞭な腫瘍（矢印）．

十二指腸温存膵頭部切除検体

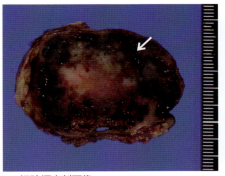

a 切除標本割面像

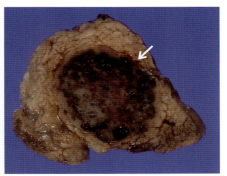

b 固定後割面像

肉眼所見
境界明瞭な腫瘍で中心部は白色調，充実性だが，辺縁にかけては暗色調の血液と壊死物の貯留を認める（a，b：矢印）。

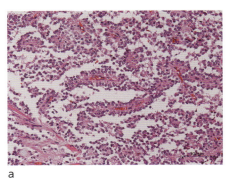

a

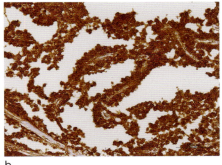

b

組織所見
腫瘍は被膜を有し，圧排性の発育を呈している。辺縁では出血壊死性の変化が著明で，中心部の充実部分では腫瘍細胞がシート状，あるいは偽乳頭状に増殖している（a）。腫瘍細胞は好酸性の細胞質と大きさのそろった類円形の小型核を有している。免疫染色では β catenin が核に陽性（b）であり，組織とも合わせてSPNと診断された。

膵悪性リンパ腫 ── Malignant lymphoma

60代男性。膵腫瘍精査目的でEUS-FNAにて悪性リンパ腫疑いとなり，精査。

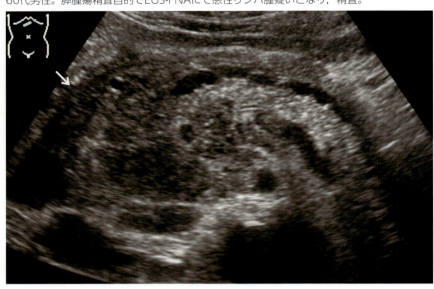

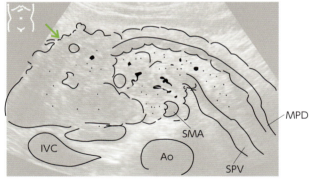

a Bモード
膵頭部に72mm大の境界やや不明瞭な低エコーの充実性結節を認める（矢印）。内部エコーはやや不均一。尾側の主膵管は3.4mmと軽度拡張を認め，腫瘍部にて内腔の狭小化を認める。

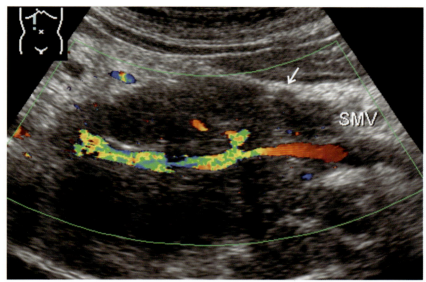

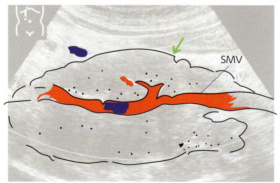

b　カラードプラ
腫瘍内(矢印)をSMVが貫通して走行している。

膵臓

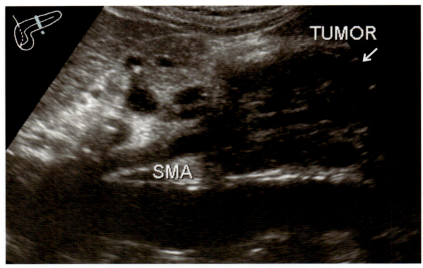

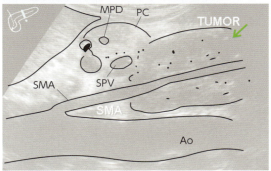

c
腫瘍内部をSMAが貫通している。内腔は軽度狭小化しているが，狭窄程度は強くない。

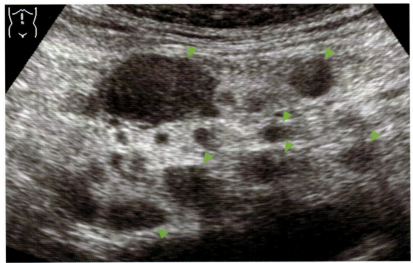

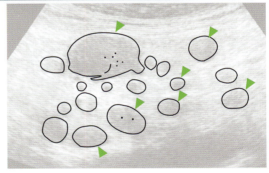

d
肝門部〜腹部大動脈周囲のリンパ節腫大を多数認める(矢頭)。腫大リンパ節はいずれも境界明瞭平滑で,内部エコーは著明に低下している。リンパ腫浸潤として矛盾しない所見である。

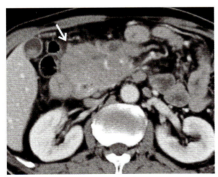

造影CT
膵頭部groove領域を主座とする67mm大の腫瘤性病変(矢印)を認め,尾側の主膵管は軽度拡張している。PV, CHA, SMAはこの病変により全周性に囲まれて(encase)いる。膵頭部周辺や腸間膜内リンパ節の多数の腫大を認めた。

その後,確定診断目的に開腹生検が施行され膵原発の濾胞性リンパ腫 Grade IIIa, ステージIIAEと診断され,R-CHOP療法にて治療された。

膵臓　転移性膵腫瘍① ── Metastatic pancreatic tumor

US所見

- 輪郭明瞭平滑
- 膵管の拡張はみられないが，圧排により，軽度の拡張を示す場合もある
- エコー性状や血流信号の多寡は原発腫瘍に類似する

70代女性。17年前右腎細胞癌にて部分切除後。

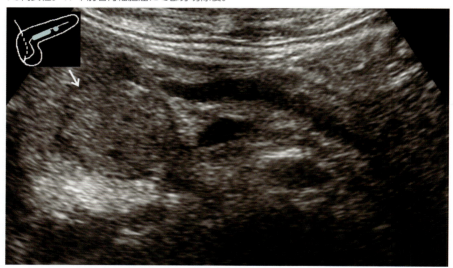

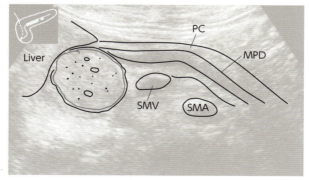

膵頭部に29mm大の境界明瞭平滑な低エコー結節を認める（矢印）。辺縁に低エコー帯を伴っている。内部は比較的均一，小さなcysticな構造を伴っている。MPDは背面から体表側に圧排されており，尾側主膵管の軽度拡張を認める。

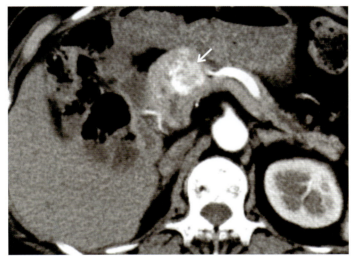

造影CT　早期動脈相
膵頭部に早期動脈相より強く染まり，平衡相では一部wash outを認める腫瘤を認める(矢印)。

膵臓

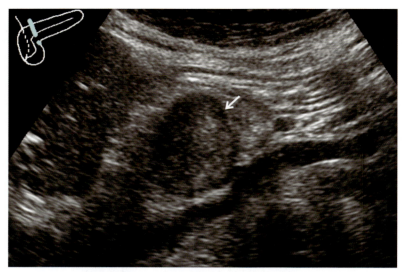

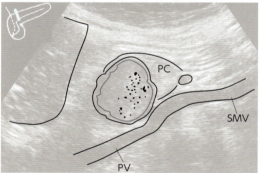

縦断面:周囲脈管への浸潤はみられない(矢印)。

造影画像　　　　モニター画像

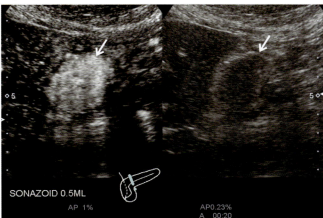

造影US
動脈相早期に強くdiffuseに造影される（矢印）。造影効果は周辺膵実質より強くみられている。静脈相（非掲載）でも造影効果は比較的遷延していた。

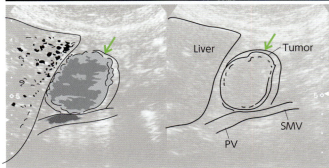

腫瘤性病変

転移性膵腫瘍

膵中央切除検体

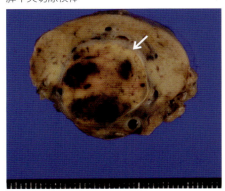

肉眼所見
主膵管に直行する方向で割面作成。境界明瞭，圧排性に発育する腫瘤を認める（矢印）。

組織所見（非掲載）
胞巣状の腫瘍細胞で胞体は明るく抜けており，核は小型のものが多いが大小不同で，クロマチンは粗造。Clear cell renal cell carcinomaの像を呈していた。

膵臓

転移性膵腫瘍② —— Metastatic pancreatic tumor

60代女性。16年前に右腎細胞癌にて切除した既往あり。

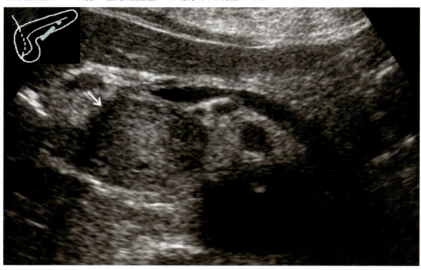

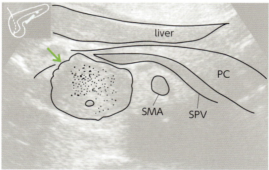

a
膵頭部に42mm大の境界明瞭輪郭不整な充実性腫瘤を認める(矢印)。部分的にcysticな領域を伴っている。

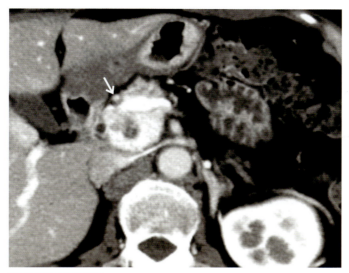

造影CT（早期動脈相）
膵頭部背側〜足側に32mm大の不整形腫瘤を認める（矢印）。動脈相で強い不均一な造影効果を認め，後期相（非掲載）までその造影効果は持続している。この腫瘤の尾側にも多血性腫瘤を認める。腎癌の転移として矛盾しない。

膵臓

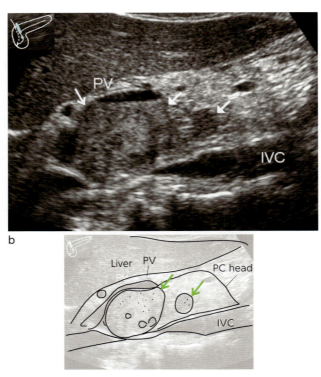

b

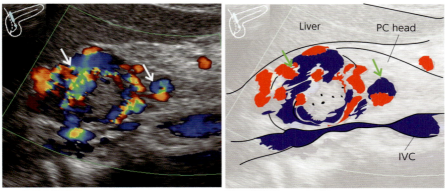

c　カラードプラ

部分的にcysticな領域を伴っている。腫瘤足側に10mm大の境界明瞭で内部エコーは均一な小腫瘤を認める(b)。両腫瘤とも辺縁を取り囲むような豊富な血流信号を認める(c)。腎細胞癌の転移として矛盾しない。

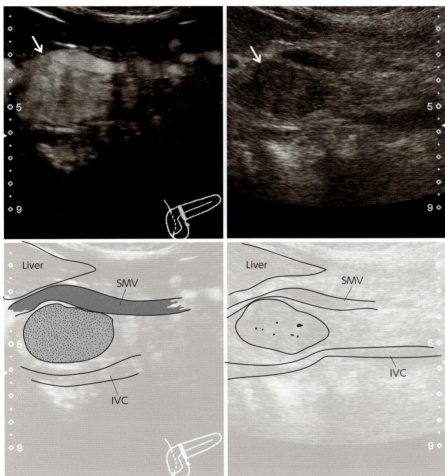

造影US(積算画像)
内部に強く豊富で均一な血管構築を認める(矢印)。

疾患概要

- 転移性膵腫瘍は全膵腫瘍の2〜4%。
- 膵臓への転移は脾臓と並んで少ないが，肺癌，腎細胞癌，乳癌，甲状腺癌からの転移がみられる。
- 疑った場合には肺癌，腎細胞癌，乳癌などの存在・既往を確認する。
- 腫瘍性状は原発巣に類似する。

膵内副脾（類表皮嚢胞）
Epidermoid cyst of the pancreas

膵臓

US所見
- 膵尾部に好発
- 等～低エコー
- 内部均一

40代女性。

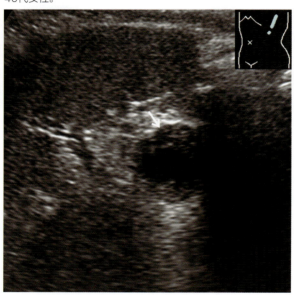

a

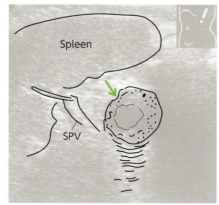

膵尾部に23×22mm大の境界明瞭な低エコー結節を認める(a, b：矢印)。辺縁部は充実様で，中心部はcysticである(a)。充実部分のエコーレベルは脾臓とほぼ同等である。カラードプラにて内部に明らかな血流信号はみられなかった。

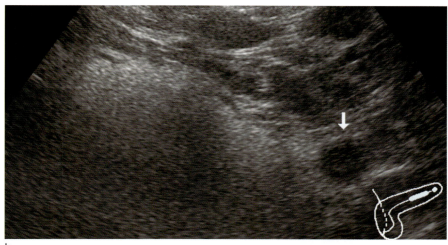

b

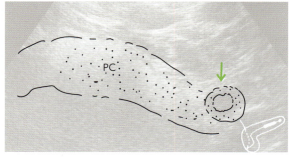

腫瘍性病変

膵内副脾（類表皮嚢胞）

膵臓

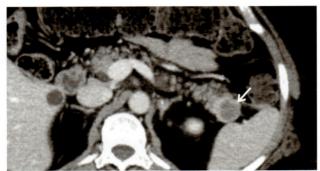

造影CT

膵尾部に26×22mmの結節を認める(矢印)。結節内部に造影効果はみられない。辺縁部は脾臓と同様の造影効果を示し、副脾由来の類表皮嚢胞疑い。

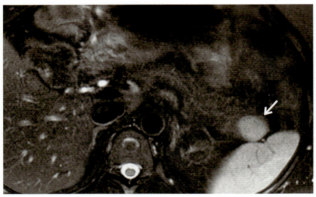

a T2WI

造影MRI

膵尾部に25×21mmの結節を認める(矢印)。T1WI, T2WI (**a**) 脾臓と等信号。拡散強調画像 (**b**) にてADC mapでは辺縁部が脾臓と等信号で内部の大部分が高信号となっている。脾臓と同様の組織と内部に拡散が低下しない構造(嚢胞成分や細胞密度が低いもの)が混在していると考えられ、副脾由来の類表皮嚢胞疑い。

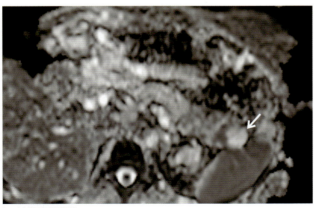

b 拡散強調画像

疾患概要

- 副脾は先天的な異所性の脾組織であり，80%は脾門部だが，ほかは横隔膜直下から骨盤腔までのあらゆる場所にみられる．全副脾における膵内副脾は2.9%と報告されている[1]．
- 副脾は存在自体の病的意義はないが，膵内副脾や脾摘後の副脾腫大などが原因で症状をきたすことがある．
- 脾門部の副脾の診断は容易だが，膵内に存在した場合は膵腫瘍，特に神経内分泌腫瘍との鑑別が問題となる．
- 副脾には被膜があるが，膵内副脾には被膜がなく，膵組織と脾組織が混在することがある．
- 画像診断ではUS，CT，MRIともに脾臓と同様の性状，造影パターンを呈すること，網内系組織を有するため，ソナゾイドや超常磁性酸化鉄(SPIO)の取り込み[2]がみられる．^{99m}Tc標識スズコロイドを用いたシンチグラフィも有用とされている．
- 類表皮嚢胞は重層扁平上皮より形成される良性の真性嚢胞で，膵内副脾から発生する．尾部に多く，嚢胞壁や周囲に脾組織を認める．内容液は漿液性でケラチン様物質を含む．
- 通常は無症状，男女差なし．
- 画像診断では充実部分が副脾と診断できることが重要な鑑別診断ポイントとなる．

参考文献

1) Halpert B, et al：Accessory spleen in or at the tail of pancreas. Arch Pathol 77：652-654, 1964.
2) 牧野祐紀，ほか：Sonazoid造影超音波検査が診断に有用であった膵内副脾の1例．日消誌；106：A475, 2009.

膵臓

4. 先天奇形，その他

輪状膵 ——————————————— Annular pancreas

6歳男児。新生児期に先天性十二指腸閉鎖で手術歴あり。1年前から腹痛を繰り返し，激痛で前医受診。CTで膵石，膵管拡張，膵腫大を認め膵炎と診断され精査。

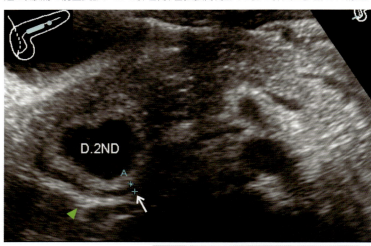

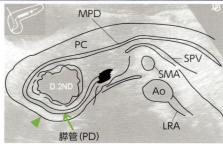

a
十二指腸下行脚を取り囲むように膵実質を認め（矢頭），輪状膵の所見。膵管（矢印）。

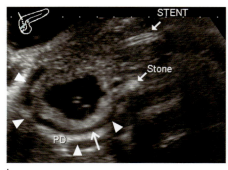

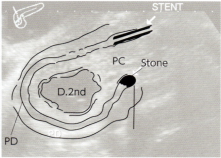

b
中心部に軽度拡張した膵管が走行（矢頭）し，内部にacoustic shadowを伴った結石を認める。軽度拡張した膵管は頭部にて主膵管と連続している。

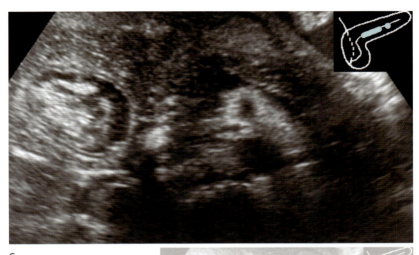

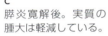

c
膵炎寛解後。実質の
腫大は軽減している。

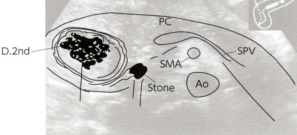

疾患概要

- 膵組織が部分的あるいは全周性に十二指腸を取り囲んだ膵発生の途上における形成異常(先天奇形)である。ほとんど十二指腸下降脚に発生。まれに球部や水平脚に認められる。
- 輪状膵の膵管はWirsung管と交通することが多いが，ときにSantorini管と交通したり，直接十二指腸に開口することもある。
- 約半数は小児期，約半数は成人期に認められる。
- 小児期早期(特に新生児期)に，十二指腸の狭窄が強く，嘔吐や腹痛などの閉塞症状をきたす。緊急手術の対象になるものから,無症状に経過するものまで十二指腸狭窄の程度はさまざまである。また，消化管や心臓の合併奇形をきたすこともある。

膵臓

膵動静脈奇形
Pancreas arteriovenous malformation (AVM)

50代男性。

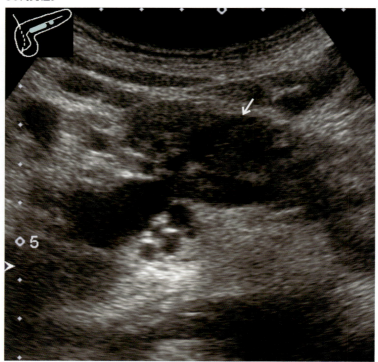

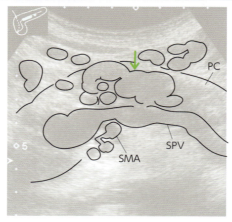

a
USでは膵周囲に拡張蛇行した管腔構造を認める（矢印）。

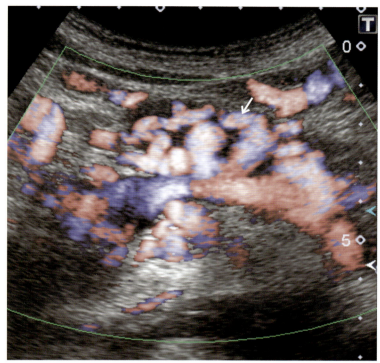

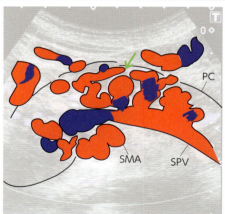

b　カラードプラ（ADF）
内部に血流信号を認め，拡張蛇行した血管構造が多数同定された。膵AVMの所見である。

膵臓

疾患概要

- 1968年にHalpernら[1]により初めて報告された膵臓内での動脈系と静脈系の異常短絡吻合による腫瘤形成性の血流異常疾患である。
- 成因は血管網の遺残による先天性と膵の炎症，腫瘍，外傷に伴う後天性に分類される。先天奇形ではRendu-Osler-Weber病に併存することが知られている[1]。食道静脈瘤や，肝硬変14例と門脈圧亢進症に関係する疾患の併存も多い。
- きわめてまれな疾患で，性別は，男性に多く，部位は頭部31例，体尾部23例，膵全体10例と報告されている[2]。
- 症状は，吐血，下血などの消化管出血が28例，腹痛が20例と多く，その他には腹腔内出血[3]や胆管出血，胆管狭窄による黄疸をきたした例も認められる[4]。無症候性のものも8例に認められ，これらは肝精査時に偶然発見されたものが多い[5]。
- 症状なく偶然発見された場合は，多くは経過観察されるが，腹痛，消化管出血といった症状がある場合には治療の対象となる。

参考文献

1) Halpern M, et al：Hereditary hemorrhagic telangiectasia. An angiographic study of abdominal visceral angiodysplasias associated with gastrointestinal hemorrhage. Rediology 90：1143-1149, 1968.
2) 西 宏之，ほか：膵頭部動静脈奇形による十二指腸潰瘍からの出血に対し緊急幽門輪温存膵頭十二指腸切除術を施行した1例．日消外会誌 33：1681-1685, 2000.
3) 堀井淳史，ほか：腹腔内に出血を来した膵頭部の動静脈奇形の1例．日臨外医会誌 53：1956-1961, 1992.
4) Katoh H, et al：Congenital arteriovenous malformation of the pancreas with jaudice and a duodenal ulcer：report of a case. Surg Today 23：1108-1112, 1993.
5) 小澤 広，ほか：肝癌精査中に偶然発見された無症候性膵動静脈奇形の1例．臨消内科 12：139-142, 1997.

略 語 一 覧

肝十二指腸間膜内リンパ節	#12 L.N.	#12 lymph node
腹部大動脈	Ao	Aorta
遠位胆管	Bd	Distal bile duct
肝門部領域胆管	Bp	Hilar region bile duct
腹腔動脈幹	CA	Celiac artery
総胆管	CBD	Common bile duct
総肝動脈	CHA	Common hepatic artery
総肝管	CHD	Common hepatic duct
コメットサイン	CLE	Comet like echo
十二指腸	D	Duodenum
十二指腸第2部	D.2nd	2nd portion of a duodenal
十二指腸第3部	D.3rd	3rd portion of a duodenal
十二指腸球部	D.B.	Duodenal bulb
胆嚢	GB	Gall bladder
胃十二指腸動脈	GDA	Gastroduodenal artery
下大静脈	IVC	Inferior vena cava
左腎臓	L.K.	Left kidney
左胃静脈	LGV	Left gastric vein
左肝静脈	LHV	Left hepatic vein
左腎動脈	LRA	Left renal artery
左腎静脈	LRV	Left renal vein
中肝静脈	MHV	Middle hepatic vein
主膵管	MPD	Main pancreatic duct
膵臓	PC	Pancreas
胆管	PD	Pancreatic duct
固有肝動脈	PHA	Proper hepatic artery
門脈左枝	PL	Left branch of portal vein
門脈右枝	PR	Right branch of portal vein
門脈右前区域枝	PRa	Anterior right branch of portal vein
門脈右後区域枝	PRb	Posterior right branch of portal vein
門脈	PV	Protal vein
Rokitansky-Ashoff 洞	RAS	Rokitansky-Aschoff sinus
右肝静脈	RHV	Right hepatic vein
右腎	RK	Right kidney
右腎動脈	RRA	Right renal artery
上腸間膜動脈	SMA	Superior mesenteric artery
上腸間膜静脈	SMV	Superior mesenteric vein
脾動脈	SPA	Splenic artery
脾静脈	SPV	Splenic vein
椎体	V	Vertebral body

INDEX

あ

アーチファクト	10
悪性の確診所見	182
悪性の疑診所見	182
悪性リンパ腫	130, 242
アダリムマブ	125
アルコール	121
胃十二指腸動脈（GDA）	18, 109
壊死	74, 127, 133, 221, 226, 237, 241
──性膵炎	121
炎症性ポリープ	63, 68
横位胆嚢	103
黄色肉芽腫性胆嚢炎	46, 75
黄白色微細顆粒状変化	101
音響陰影	20, 23, 24, 30, 32, 39, 43, 69

か

潰瘍性大腸炎	122
鉤部癌	204
花筵状線維化	61, 151
ガス産生菌	45
肝外胆管	14, 34, 57, 80, 86, 94, 99, 104
──と間違いやすい脈管	18
肝外胆道系の区分	17
管腔構造	13, 14, 104, 108, 260
間質性浮腫性膵炎	120, 125
嵌頓結石	36
肝内胆管癌	86
肝内胆汁うっ滞	80
肝門部胆管無形成	105
肝門部領域胆管	13, 14, 82, 87, 94
──癌	82, 87
気腫性胆嚢炎	43
逆「く」の字走査	16
急性壊死性貯留（ANC）	133
急性膵炎	40, 98
──の診断基準	121
急性膵周囲液体貯留（APFC）	133
急性胆嚢炎	36, 38, 40, 43
──の診断基準	42
急性無石胆嚢炎	42
緊満感	37, 41
屈折胆嚢	11
桑実状	62, 65
経鼻胆道ドレナージ（ENBD）	34
結合織	10
原発性硬化性胆管炎	60, 86
限局性隆起性	182
硬化性胆管炎	56, 86, 155
広基性	63, 72, 91
コメットサイン	31, 40
コレステローシス	66, 101
コレステロール結石	21
混合型膵管内乳頭粘液性腫瘍	185, 188
混成石	20

さ

索状高エコー	148
自己免疫性膵炎	59, 149, 153, 157, 160
──臨床診断基準2018	150
脂肪沈着	147
周囲神経叢浸潤	209
充実性偽乳頭状腫瘍	234, 238
主膵管型膵管内乳頭粘液性腺腫	194
主膵管型膵管内乳頭粘液性腫瘍	192
腫瘍栓	217
漿液性嚢胞腺腫	164, 166, 170, 173
──の亜分類	169
上腸間膜動脈神経叢浸潤	210
ショットガンサイン	80
浸潤性膵管癌	198, 200, 202, 204, 206, 207, 208, 209, 210, 212, 215, 216
──の分類	199
神経内分泌腫瘍	174, 222, 224, 228, 257
膵悪性リンパ腫	242
膵仮性嚢胞	126, 128, 130
膵管の不整拡張	134

265

膵管内乳頭粘液性腫瘍	
………………… 181, 183, 185, 188, 192	
膵管辺縁高エコー ……………………… 148	
膵癌 ………… 61, 114, 121, 148, 149, 180,	
198, 200, 204, 208, 214	
膵腫大 ………………… 118, 151, 153, 258	
膵臓の区分 ……………………………… 114	
膵胆管合流異常 …………………… 73, 95	
膵動静脈奇形 …………………………… 260	
膵内結石 ………………………………… 134	
膵内副脾 ………………………………… 254	
ステント ………………………………… 140	
背側膵 ……………………………… 116, 147	
線維性ポリープ ………………………… 66	
石灰化 ……… 27, 41, 52, 69, 75, 137, 140,	
145, 164, 167, 178, 234, 238	
腺癌 …………… 77, 86, 94, 169, 180, 194,	
198, 201, 253	
先天性総胆管拡張症 …………………… 98	
先天性胆道拡張症 ………………… 98, 99	
先天性胆道閉鎖症 ……………………… 105	
腺扁平上皮癌 ………………… 74, 199, 201	
腺房細胞癌 ……………………………… 217	
早期胆管癌 ……………………………… 91	
早期慢性膵炎 ……………………… 136, 146	
──の画像所見 ……………………… 136, 148	
総胆管結石 ……………………… 32, 34, 80	
ソナゾイド ……………………………… 257

た

胆位変換 ……………………… 20, 25, 28, 41
退形成癌 ……………… 199, 212, 215, 216
多隔壁胆嚢 ……………………………… 102
多形細胞型 ……………………………… 214
多重反射 …………………………… 31, 43
胆管憩室 ………………………………… 98
胆管非拡張型 …………………………… 73
胆石嵌頓 ………………………………… 41
胆泥 ………………………………… 36, 41, 46

胆道結石 ………………………………… 121
胆道閉鎖 ………………………………… 104
胆嚢位置異常 …………………………… 103
胆嚢癌 …… 21, 50, 63, 71, 72, 75, 86, 163
胆嚢結石 ………… 20, 22, 24, 28, 30, 36, 72
──の可動性確認 ……………………… 26
胆嚢の生理的収縮 ……………………… 12
胆嚢コレステロールポリープ ………… 64
胆嚢腫大 ………………… 36, 41, 43, 86
胆嚢腺筋腫症 ………… 41, 52, 69, 70
──の分類 …………………………… 71
胆嚢壁在結石 …………………………… 31
胆嚢腺扁平上皮癌 ……………………… 74
胆嚢ポリープ ……………………… 62, 95
蛋白栓 …………………………… 101, 134, 143
超常磁性酸化鉄(SPIO) ………………… 257
転移性膵腫瘍 …………………… 246, 250
点状エコー ……………… 40, 108, 128, 130
動脈浸潤 ………………………………… 209

な

内視鏡的逆行性胆道膵管造影(ERCP) ……… 59
夏みかんの輪切り様 …………………… 175
肉芽腫性炎症 …………………………… 49
二連銃(shotgun)様 …………………… 80
粘液癌 …………………………………… 199
粘液高産生性 ……………………… 182, 187
粘液性囊胞腫瘍 …………………… 175, 177
粘液非高産生性 ………………………… 182

は

破骨細胞型 ……………………………… 214
パラレルチャネルサイン ……………… 81
脾静脈浸潤 ……………………………… 208
被包化壊死(WON) ……………………… 133
ビリルビンカルシウム石 ……………… 21
ビリルビン尿 …………………………… 106
フィブリン塊 …………………………… 128
腹側膵 ……………………………… 116, 147

ぶどうの房状 181
不連続な分葉エコー 148
分枝膵管拡張 148
閉塞性黄疸
　　　........ 61, 78, 98, 149, 153, 169, 182
閉塞性静脈炎 55, 61, 151
紡錘細胞型 214
蜂巣状分葉エコー 146
膨張性発育 217
ポリポイド 182

ま

慢性膵炎 134, 138, 140, 142, 144, 146
　　　——準確診 144
　　　——臨床診断基準 136
門脈圧亢進症 169, 262

や

有茎性 62, 65, 67
溶血性黄疸 80

ら

輪状膵 258
類表皮嚢胞 254

欧文

acoustic shadow 28, 33, 35, 40, 74,
　　　　　　　　100, 128, 134, 138, 165, 258
Clostridium perfringens 45
Courvoisier徴候 86
cyst by cyst 181
cyst in cyst 175, 177
fluid貯留 118, 125
IgG4関連硬化性胆管炎 56
　　　——臨床診断基準2012 61
IgG4関連疾患包括診断基準 60
IgG4関連胆嚢炎 51
independent cyst 179
L-アスパラギナーゼ 118, 128
macrocystic type 164, 169
microcystic type 164, 166
sausage-like appearance 150
solid serous adenoma 169
solid type 164, 169, 173
sonographic Murphy's sign 36, 39, 40
sonolucent layer 36, 39
Rendu-Osler-Weber病 262
Rokitansky-Aschoff sinus (RAS)
　　　　　　　　　　　　........ 40, 46, 101
Santorini管 109, 115, 259
Streptococcus viridans 133
Wirsung管 96, 109, 115, 259

パッと出してすぐわかる
胆・膵　超音波アトラス

2019年 6月 10日　第1版第1刷発行

- ■編　著　西田　睦　にしだ　むつみ

- ■発行者　三澤　岳

- ■発行所　株式会社メジカルビュー社
　〒162-0845 東京都新宿区市谷本村町2-30
　電話　03(5228)2050(代表)
　ホームページ　http://www.medicalview.co.jp/

　営業部　FAX　03(5228)2059
　　　　　E-mail　eigyo@medicalview.co.jp

　編集部　FAX　03(5228)2062
　　　　　E-mail　ed@medicalview.co.jp

- ■印刷所　シナノ印刷株式会社

ISBN 978-4-7583-1610-1　C3347

©MEDICAL VIEW, 2019.　Printed in Japan

- 本書に掲載された著作物の複写・複製・転載・翻訳・データベースへの取り込みおよび送信（送信可能化権を含む）・上映・譲渡に関する許諾権は，(株)メジカルビュー社が保有しています．

- JCOPY 〈出版者著作権管理機構 委託出版物〉
本書の無断複製は著作権法上での例外を除き禁じられています．複製される場合は，そのつど事前に，出版者著作権管理機構（電話 03-5244-5088，FAX 03-5244-5089，e-mail：info@jcopy.or.jp）の許諾を得てください．

- 本書をコピー，スキャン，デジタルデータ化するなどの複製を無許諾で行う行為は，著作権法上での限られた例外（「私的使用のための複製」など）を除き禁じられています．大学，病院，企業などにおいて，研究活動，診察を含み業務上使用する目的で上記の行為を行うことは私的使用には該当せず違法です．また私的使用のためであっても，代行業者等の第三者に依頼して上記の行為を行うことは違法となります．